體驗泡澡

在熱水中泡出設計

Undesigning the Bath

李歐納・科仁
Leonard Koren

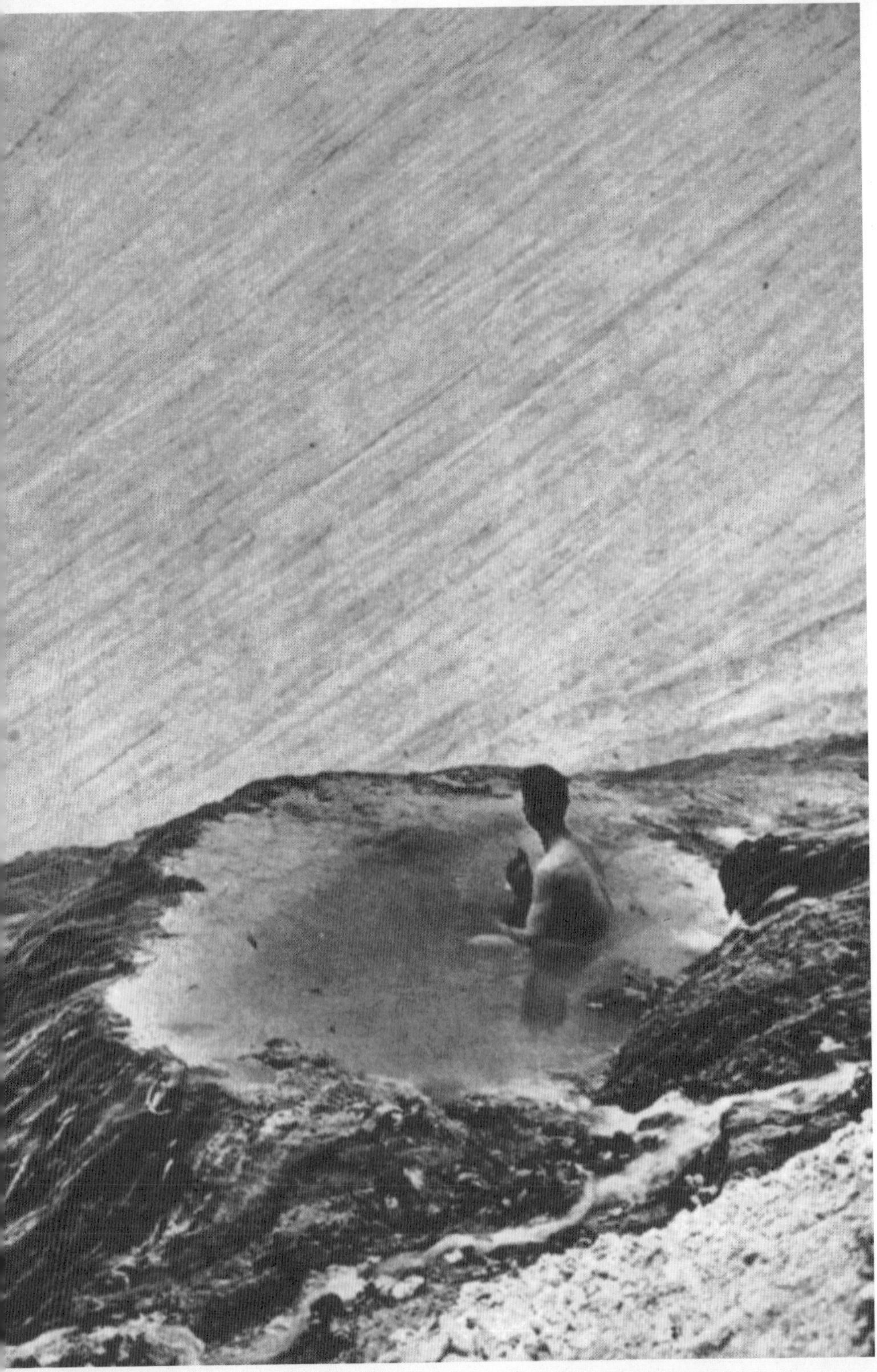

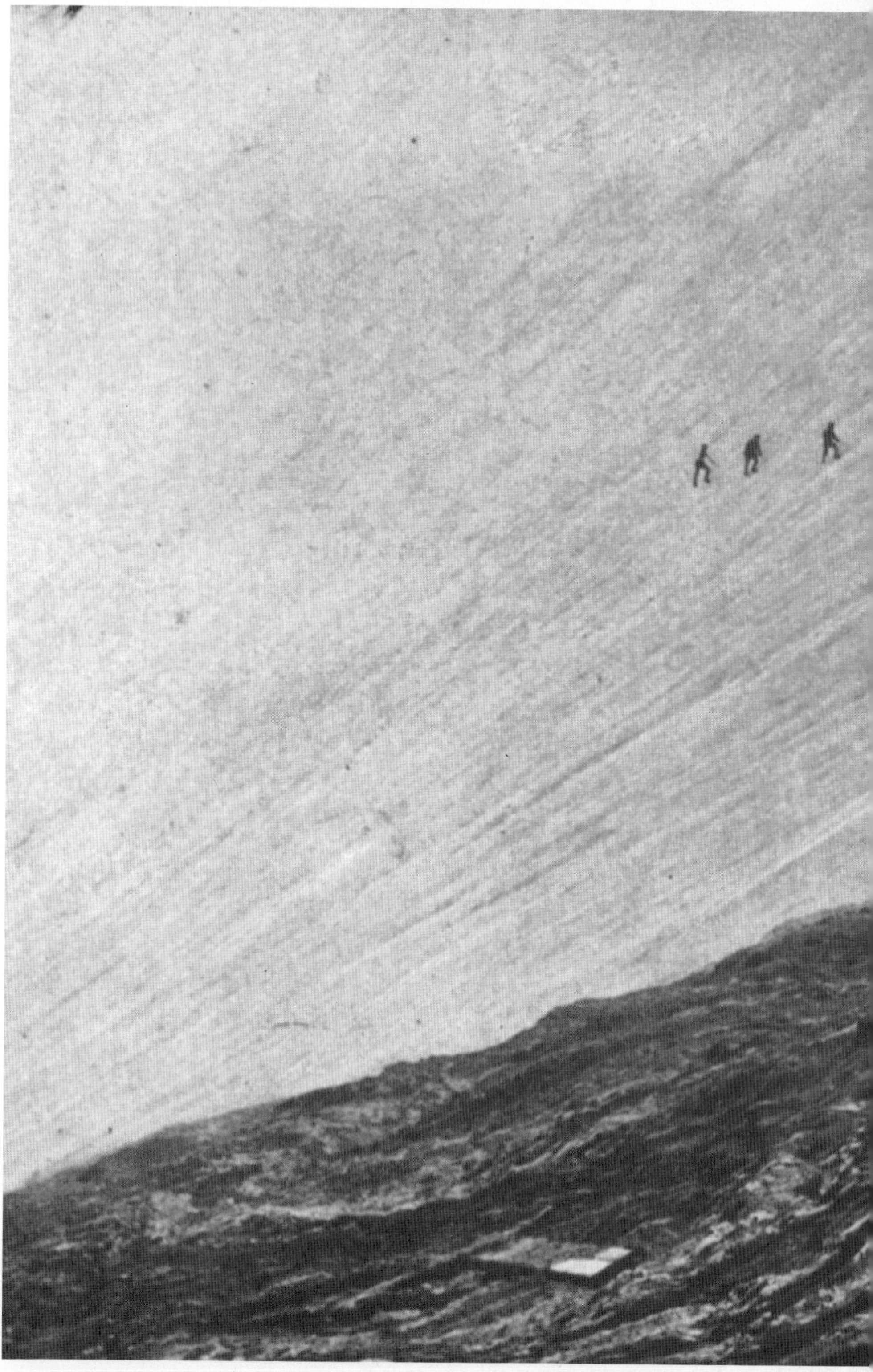

關於作者

李歐納・科仁
Leonard Koren

藝術家、建築師、作家，居住於美國舊金山及日本東京。UCLA建築與都市設計碩士，唯一的建築作品是十七歲時蓋的一間茶屋；七〇年代著名前衛圖像雜誌 *WET: The Magazine of Gourmet Bathing* 創辦人，曾出版多本美學相關書籍，如《Wabi-Sabi：給設計師、生活家的日式美學基礎》（*Wabi-sabi: for Artists, Designers, Poets and Philosophers*）、《擺放的方式》（*Arranging Things: A Rhetoric of Object Placement*）、《如何耙草》（*How to Rake Leaves*）、《石與沙的花園》（*Gardens of Gravel and Sand*）；日本雜誌 *BRUTUS* 專欄作家，專欄名稱爲〈李歐納博士的文化人類學導引〉。

目次

體驗泡澡

在熱水中泡出設計

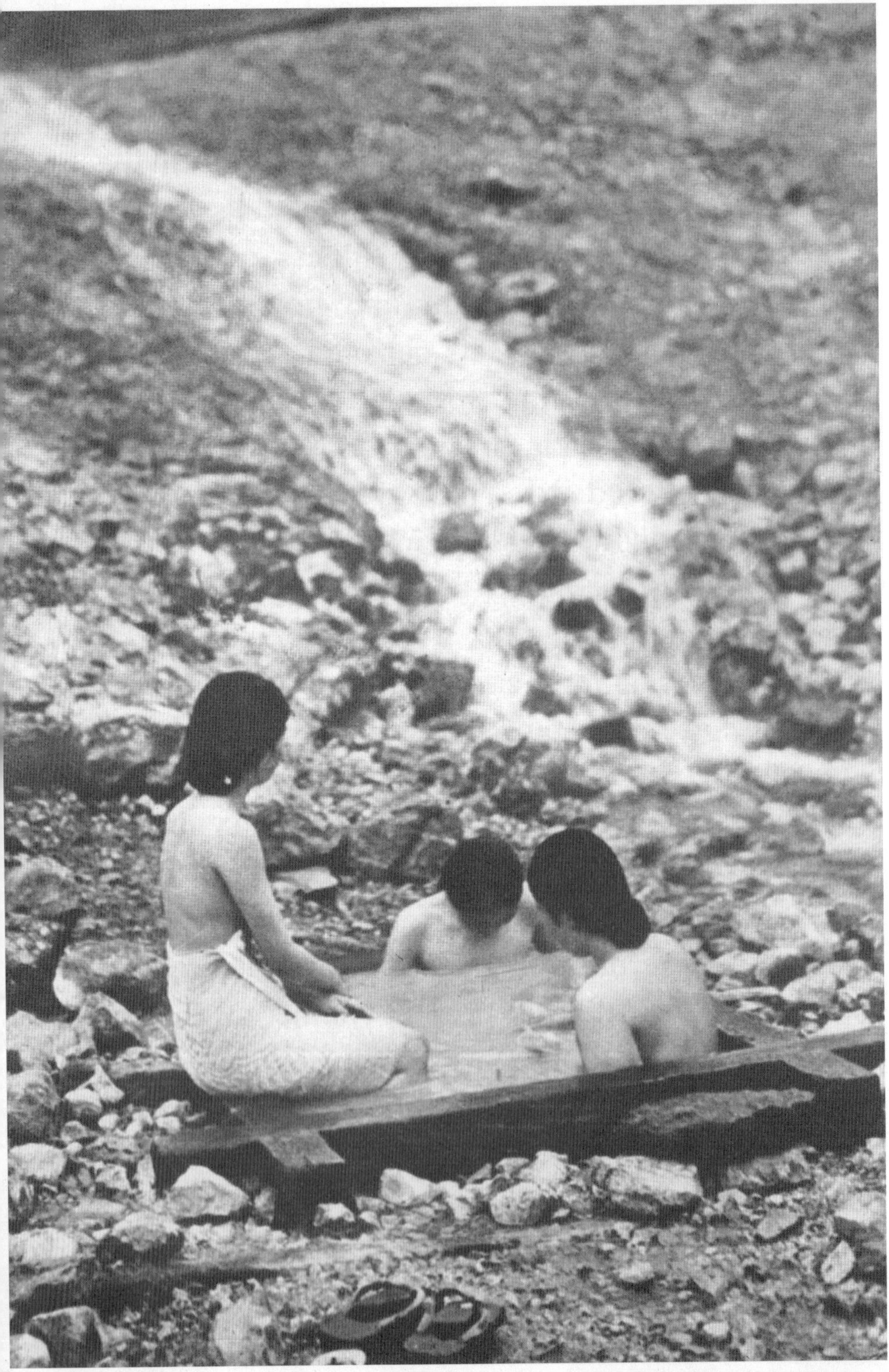

前言

一則散記。我在書寫本書時讀到《紐約時報雜誌》（*New York Times Magazine*）的一篇文章，有位非常富裕的人討論著自己的預估三千萬美金的房屋興建計畫（不包含土地費；在一九九五年，那眞是一大筆數目），文中引述說，他夢想著打造出「世界上最棒的浴室」。[1] 由於本書的主題關於「美好的浴室」，我不禁想著，到底這位紳士會如何確切地界定這個概念？文章還提到他已經聘請了當前最受人景仰的建築師法蘭克．蓋瑞（Frank Gehry），我想像著那間浴室建好之後會是什麼模樣？[2]

我是不是也會那樣做，如果我超級富有，是否也會聘用在建築、室內或工業設計方面卓越的設計師來打造我的理想浴室？我努力回想由設計師打造的浴室，印象中就只看過兩個或三個不是那種強調衛生、無聊至極、矯揉造作的古老樣式的拙劣模仿。而且，到底專業設計人士要有什麼樣的資格，才值得被推薦來執行這項任務呢？擁有超凡的感受力？還是有能力把委託完成？反正只要跟浴室有關，我很少見過擁有前項特質的設計師，再說，任何能幹的承包商都有能力做好實際的建築工程。[3] 沒錯，設計師對於五金器具和機械系統十分在行，且浴室確實需要仰賴在給水、供熱和處理等方面的可靠技術。然而，爲了泡澡而追求技術方面的極致，這已經成爲設計師打造浴室典型手法的品質保證，但是，若考慮建構美好浴室的要素的所有格局，在我看來，那不過是小小的優點。[4] 我深深覺得，浴室應該是逃離科技世界蹂躪的地方，而非著迷其中的場所。

我到底要如何定義美妙的泡澡環境？說來簡單、或者其實不是這麼簡單，浴室是能夠幫助個人重新凝聚基本自我的地方；一個喚醒自我的地方，得以回歸質樸、感性、無偶像崇拜的內在本性；一個安靜的地方，得以在只有基本事物的環境中享受著生命中最精緻的甜點；一個極爲個人的地方，即使是與他人共享，也適合用來進行最親密的泡澡聖典。

如果不找設計師，那我會找誰或什麼來協助自己打造這樣的地方呢？前工業時代早已失落的文化興建出來的浴室，我看過也使用過；正在消失的部落與原住民族設計出來的浴室，我看過也使用過；藝術家與受到啓發的非設計師所打造出來的浴室，我看過也使用過；還有，完全不假人手的大地之母創造出來的浴室，我看過也使用過。

因此，爲了打造我的美好浴室，十之八九我必須自己動手，需要時就四處收集技術資訊與未經設計（undesign）的辦法與方向。[5] 這趟艱困的漫長漂泊旅程之中，我向前邁出了一步，現在彙編了這本書：從我多年來接觸泡澡文化揀選出的文字與圖片，暗示了什麼吸引著我、什麼讓我避之不及。倘若身爲讀者的你懷著相同的情感，或許也會在這本書裡尋獲某種樸實的東西。

這座來回擺動的浴室是設計過的（指精巧的機械系統），懸掛在高於海面三十公尺的岩石峭壁之間；同時也是未經設計的（指景觀，以及實在是粗暴的「壞品味」／媚俗，任何一位自愛的設計師都不會居功）。進入泡澡吊籃之前，澡客先以日式沐浴方式洗淨身體。這座前工業時代的搖擺浴室，包含了羅馬浴場裡從天花板用繩子垂吊的個人浴缸，以及約在一六〇〇年與一八七〇年之間的日本船上的公共蒸氣澡堂，搖來晃去地定期往返於城市河流之中。

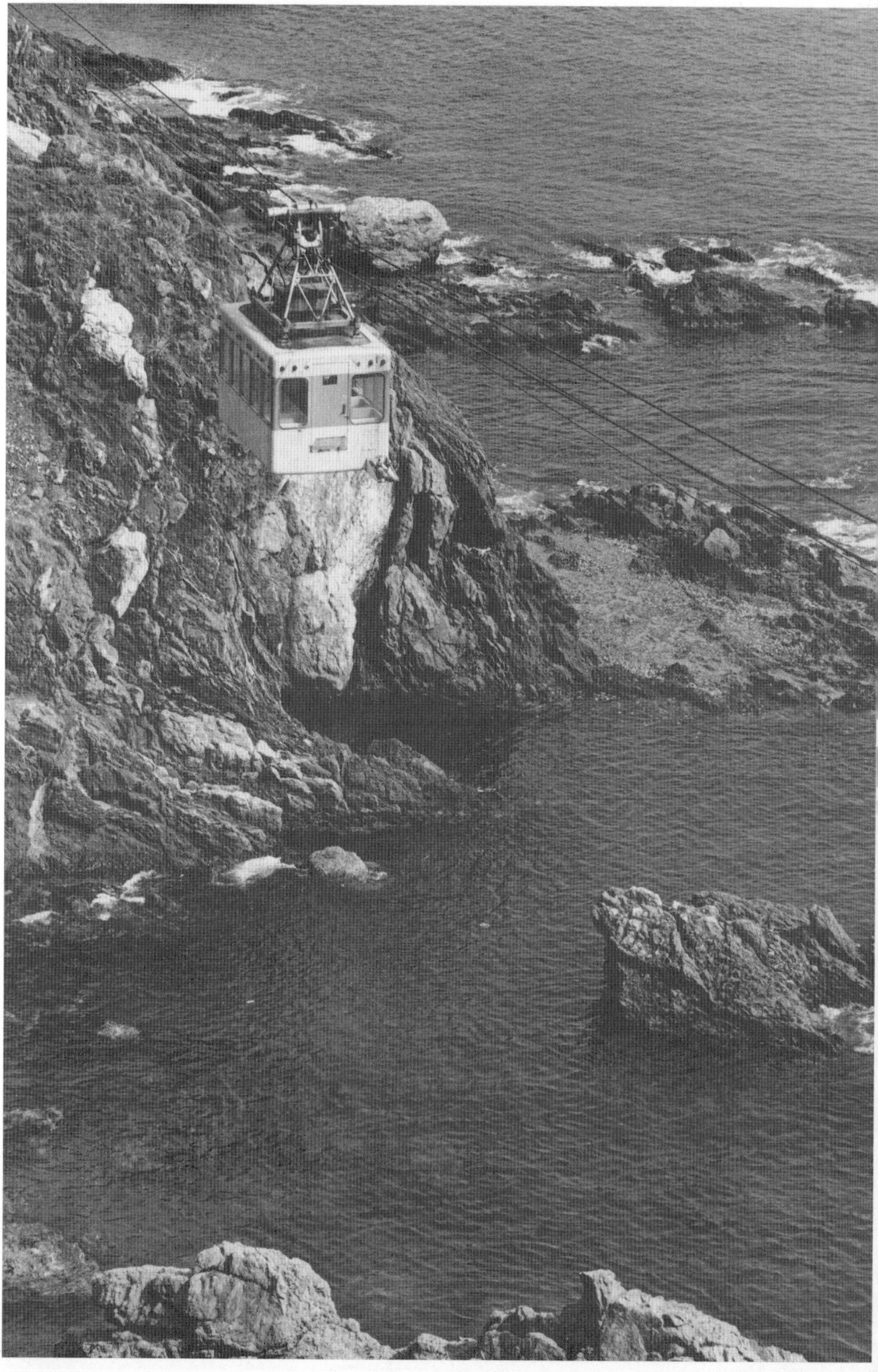

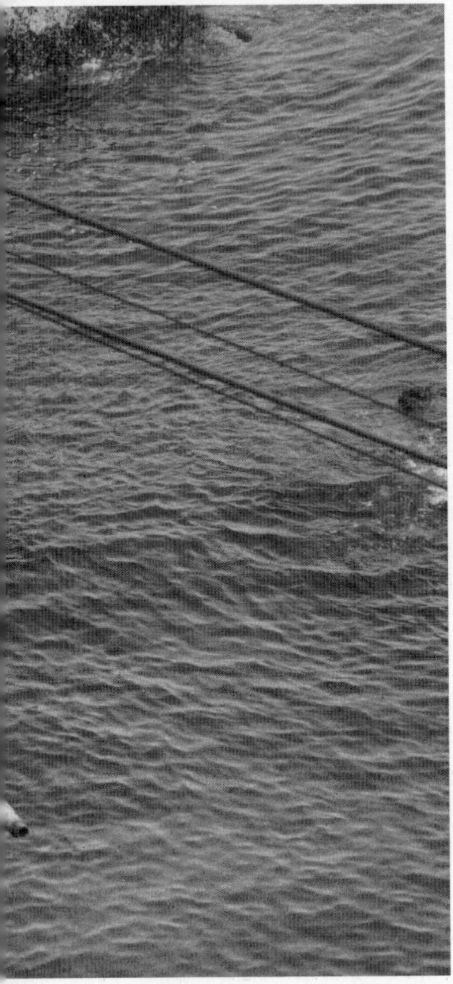

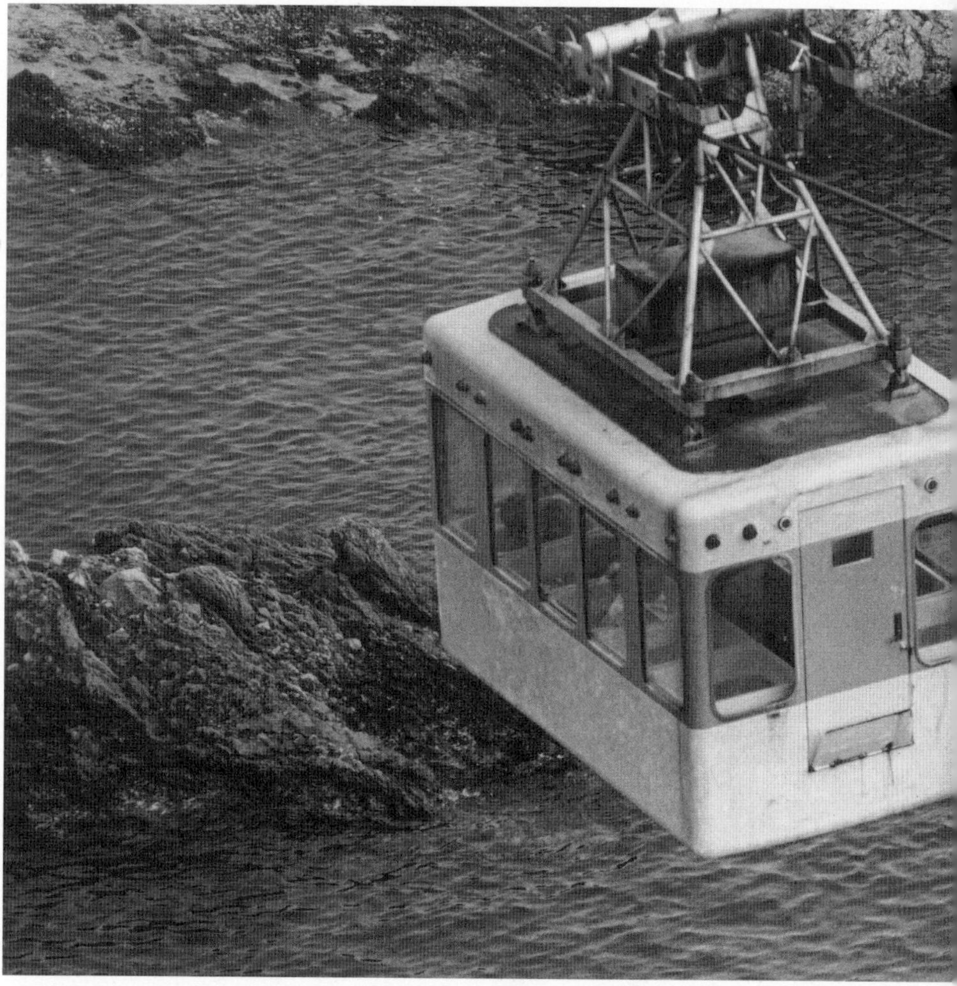

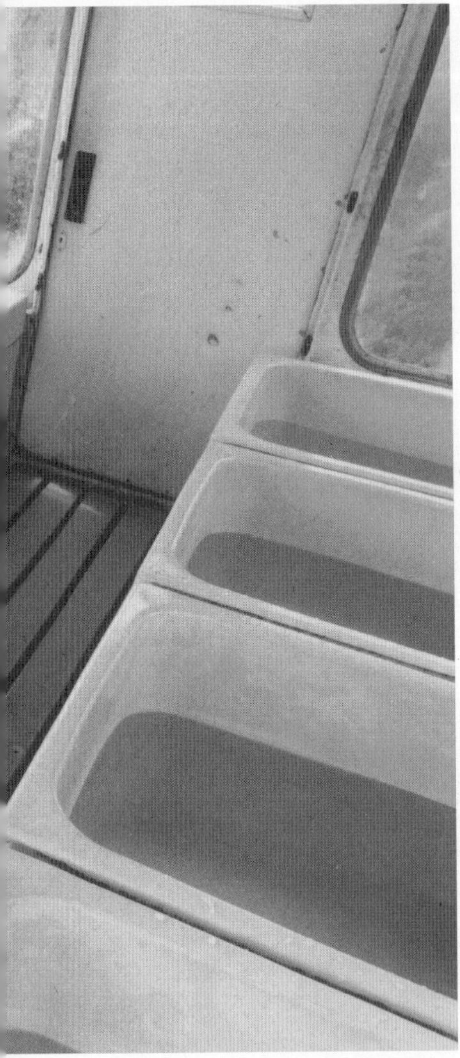

經過一五〇公尺的移動冒險之後，浴室吊籃就會停止，垂掛在海景上方晃動約十分鐘至十五分鐘，好讓澡客一飽眼福，然後再回返上岸。6

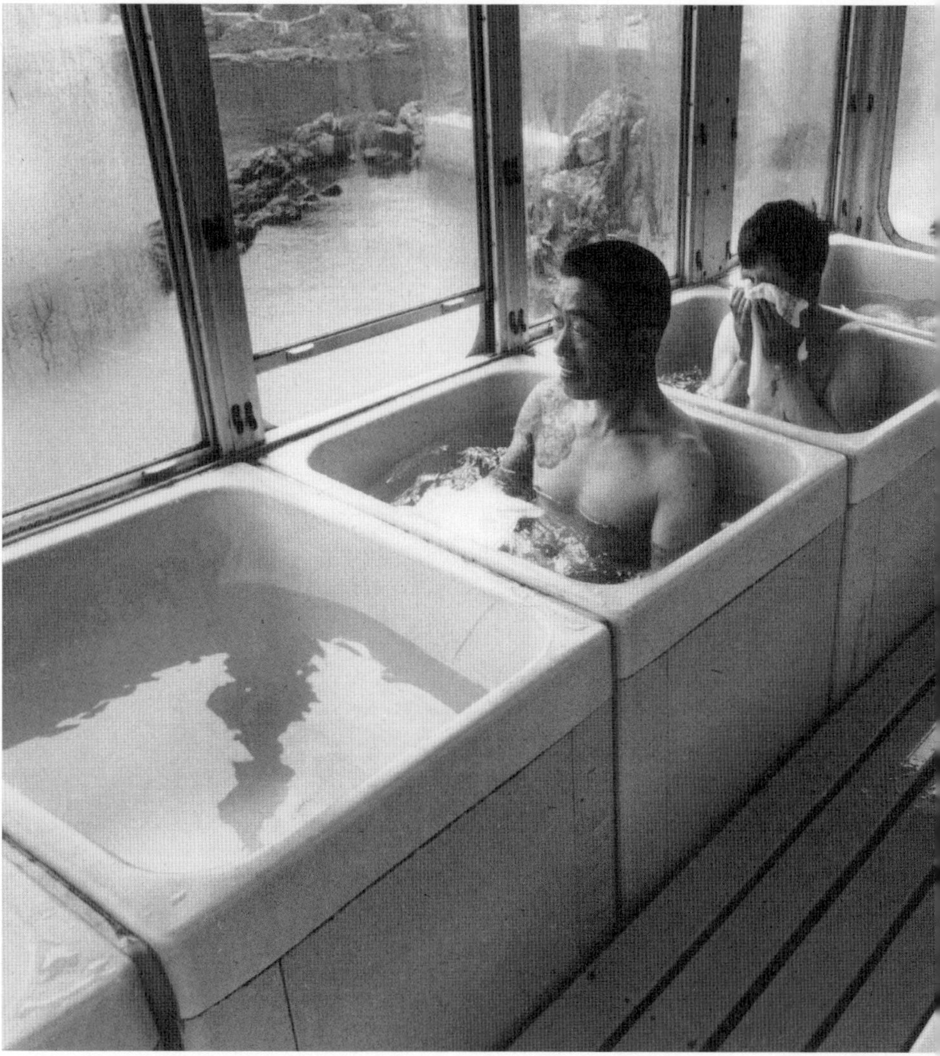

一次上等泡澡的主觀特質

從未經設計的觀點來看，泡澡是一種綜合的美學經驗，主要是與非客觀、非量化、和獨特的感覺有關。換句話說，泡澡經驗基本上是主觀的，關照愈多特定的主觀「特質」，泡澡經驗就會愈好。

愉悅感

泡澡的必要條件是愉悅感：你在泡澡之後一定會比泡澡之前感覺更好。在心理感官的愉悅感層級中，就是從癡迷的基礎級到形而上的精緻級，本書所定義的上等泡澡經驗至少是列於後者。

安全感

泡澡時最好是在這樣一個地方：你感覺安全到足以拋開自己的社會角色、卸下自己的身體盔甲、並且能夠在當下打開自己的心靈。

身心調和

在順利的情境下，泡澡是一場信息傳遞儀式，會將你的心靈喚醒而意識到身體的存在，而你的身體也會意識到心靈的存在。

熱的刺激

泡澡攸關著溫暖和清涼、熱和冷的感官享受——熱的感受會提高你的知覺、動搖你的情緒、而且通常還會重整你的心靈內容。而接連體驗極端相反的溫度——從熱到冷或從冷到熱——也具有相當的啓示性。與其他人一同在極端溫度之間來回穿梭，也會產生正向的社會凝聚作用。

潔淨／淨化

潔淨，在臨床上意指移除所有污物和病菌，無論如何，卻是泡澡不可能達成的。不過，對於追求潔淨或與其相近和更爲嚴苛的淨化，則會帶來一種深刻的幸福感。你愈是覺得骯髒／污穢，試圖潔淨／淨化就會帶來愈加美好的感受。[7]

永恆

泡澡就是融入你的生理韻律：一呼一吸之間、血液流入靜脈的速度、緩緩而來的倦怠感……客觀時間——每一秒、每一分和每個小時——的機械世界在此都不再相干。[8] 一次好好地泡澡需要能夠沒有罪惡感地磨蹭、廝混、亦或無所事事。

萬物有靈

自然的神祇藉由我們的感官與我們對談。提供泡澡環境、未經人工的景象、聲音、觸感和情感共鳴的強烈親密接觸，大自然在此川流不息地傳達著信息。

神聖感

在泡澡的時候，你可能會歷經各種啓示：靈光乍現、智慧閃爍、發現不同事物之間的重要連結，或者超世的領悟，而構成泡澡經驗的感官和氛圍要素可以激化這類的頓悟。特定的行爲法則，或是泡澡的禮節，也可能有助於誘導你進入本體狀態已經改變的國度。[9] 打個比方，某個溫泉的入口有個小祭壇，裡頭有份將泡澡昇華到至高（自我滿足）目的的卷軸：「我與一切眾生洗淨身心的污垢，內外皆是一片純潔閃亮。」對於無法意會的人來說，附近的標語以白話替這段話做了說明：「請協助保持澡堂的靜思氛圍。謝謝您。」[10]

此地遠從史前時代即有礦泉湧出，泉水的殘留物在峭壁邊緣形成了彩虹般色澤的堆積物。有個戶外的矩形溫泉浴池緊鄰著圓頂溫泉浴場。

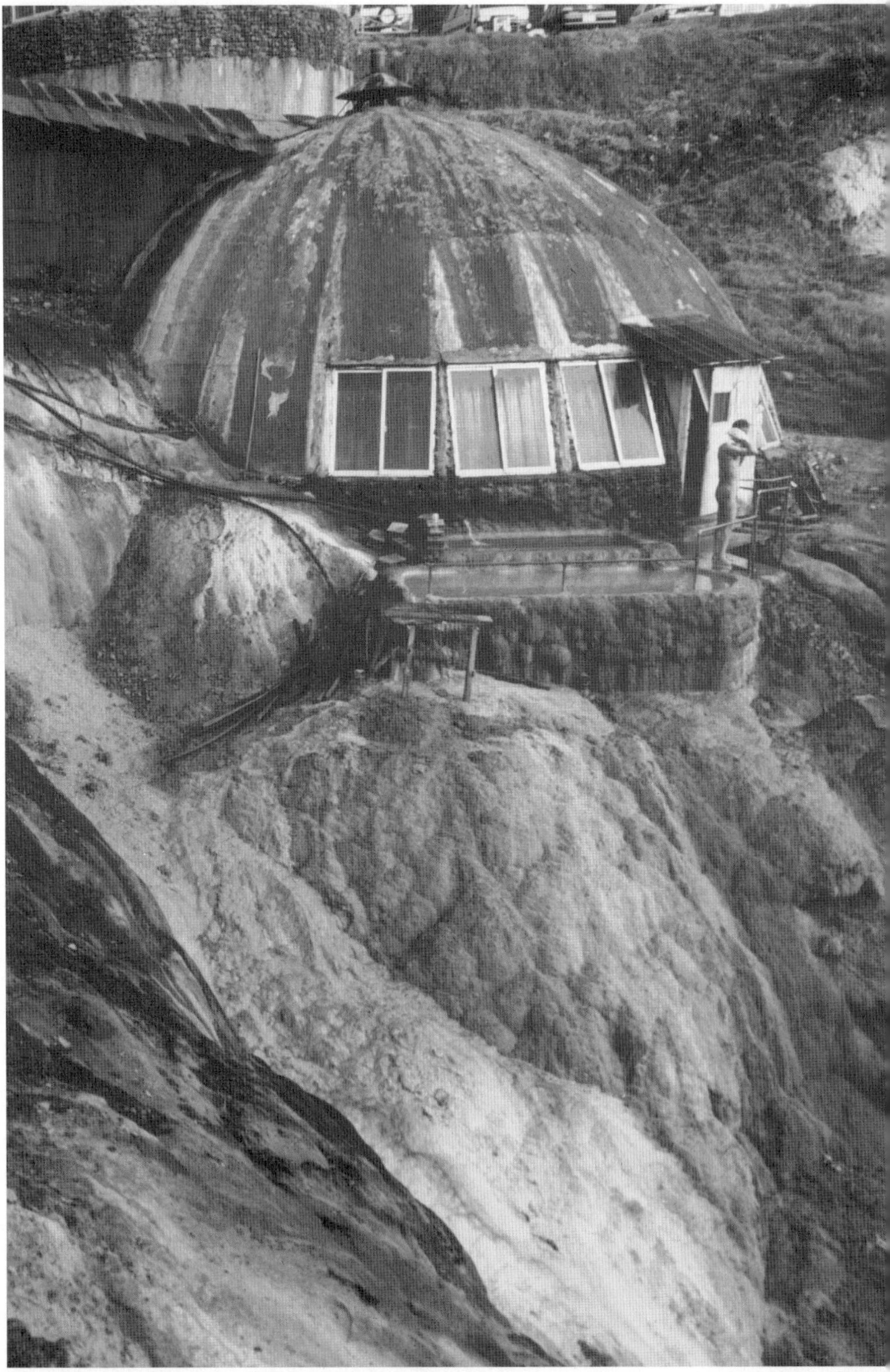

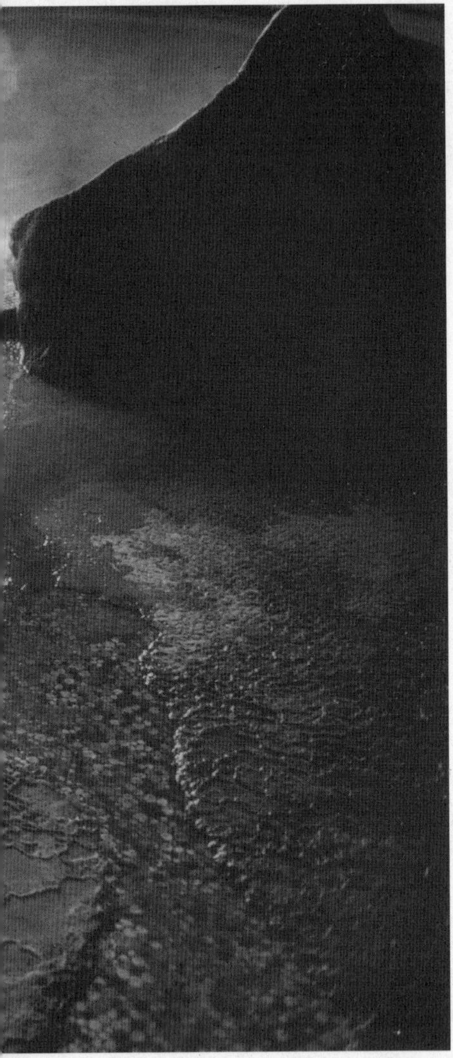

圓屋頂下，在進入溫熱的礦泉大眾池之前，有個泡溫泉的人正在洗淨身體。直接的自然光加重了粗曠石塊——其實是凹凸不平的地板——給人的感受。

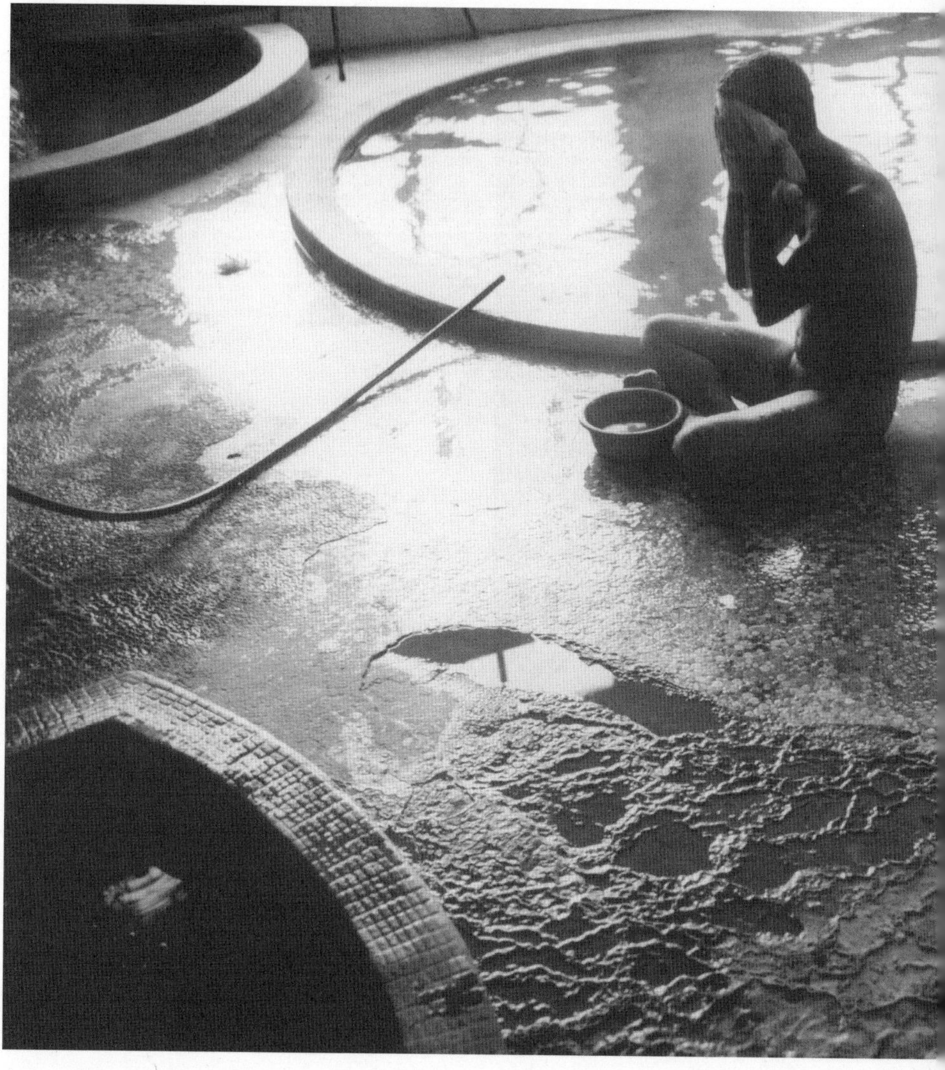

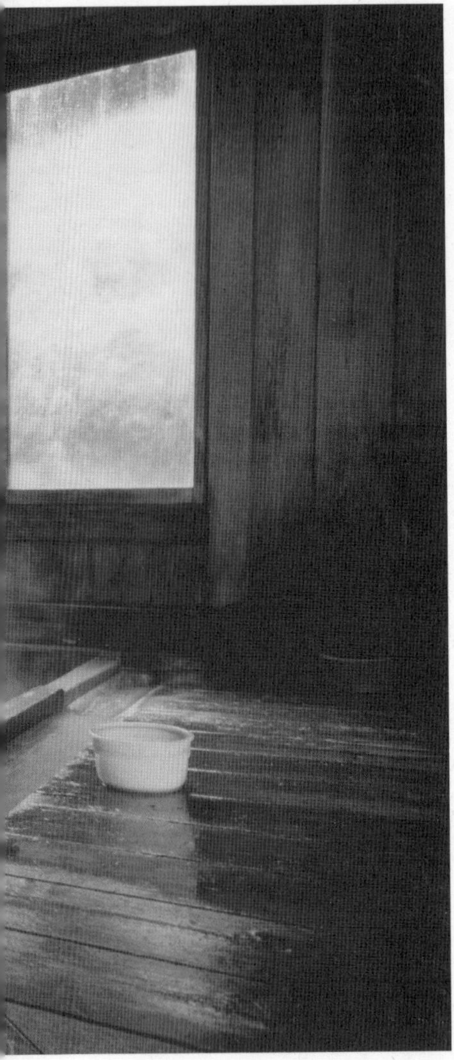

未經最後加工的木板誠然需要費時保養，然而，它同時會散發迷人的芳香，帶給手部和身體美好的感受，潮濕時也會展現光輝般的紋理結構。從實用觀點來看，你可以根據需要去一片片整修木板，其導熱係數也低，因此從不會燙手，卻有絕佳的保溫作用，並能提供適度隔音。

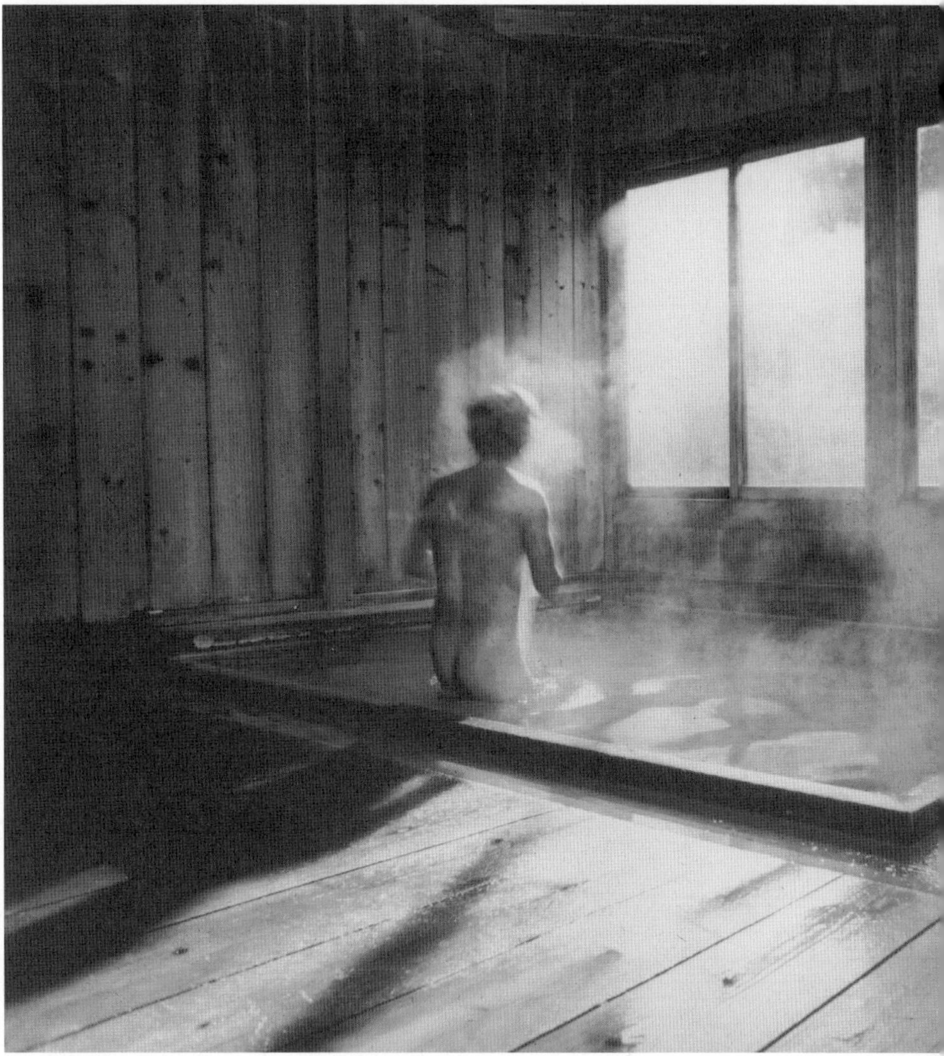

疊放的浴池木頭保溫板。這些容易使用的保溫板（請注意上面還附有把手）可以隨意疊放，好在使用空檔之間保持水溫。

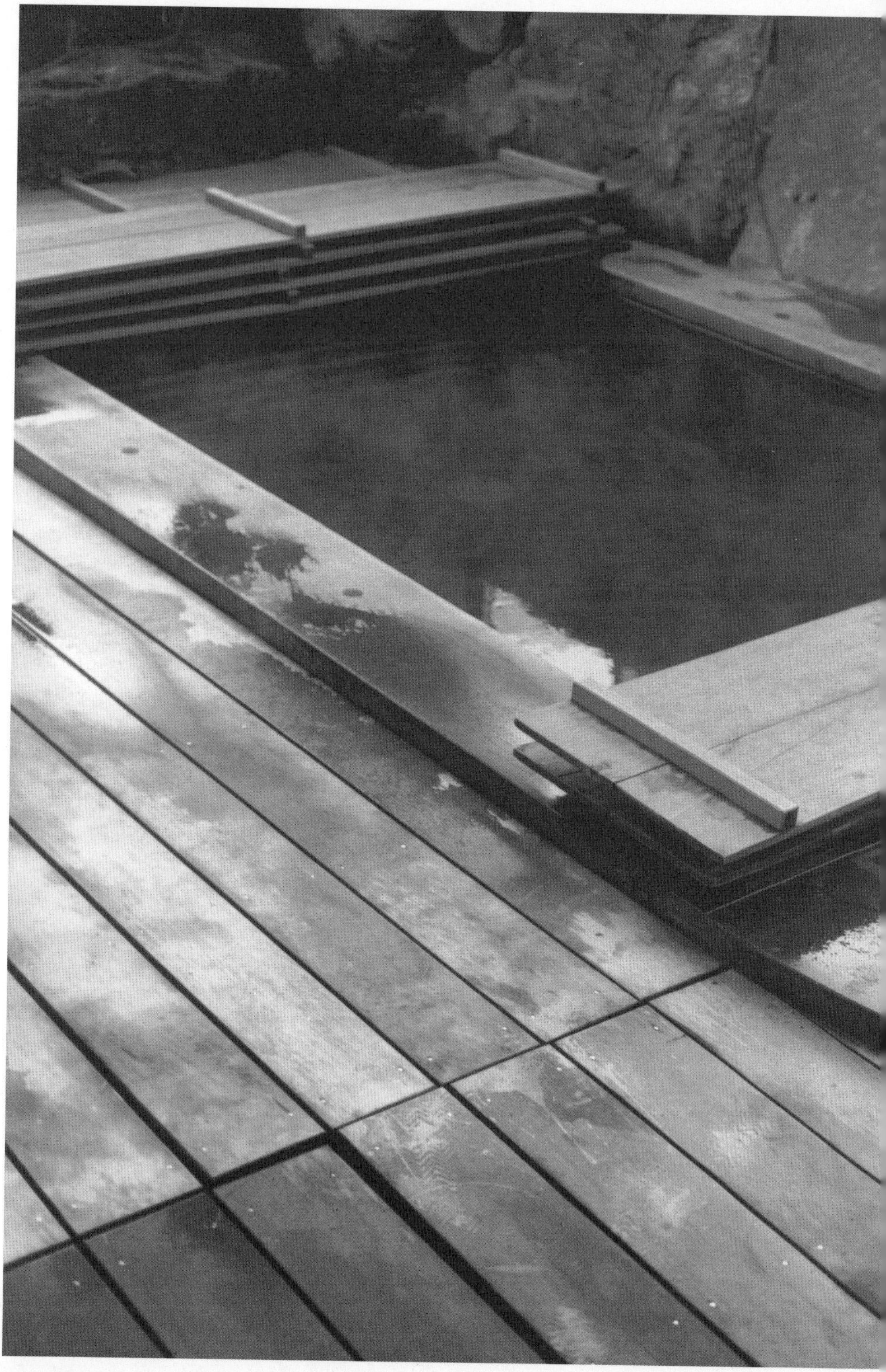

流動的水通常是力量和生命的象徵。幾乎在每一個崇尚萬物有靈的文化之中，無論以飲用或是沐浴的形式，水都被認爲具有祛病治癘、返老還童、賦予生育、消融罪惡等等的功效。[11] 在創世紀神話中，水顯然也被描繪成一切萬物誕生回歸的原初物質。

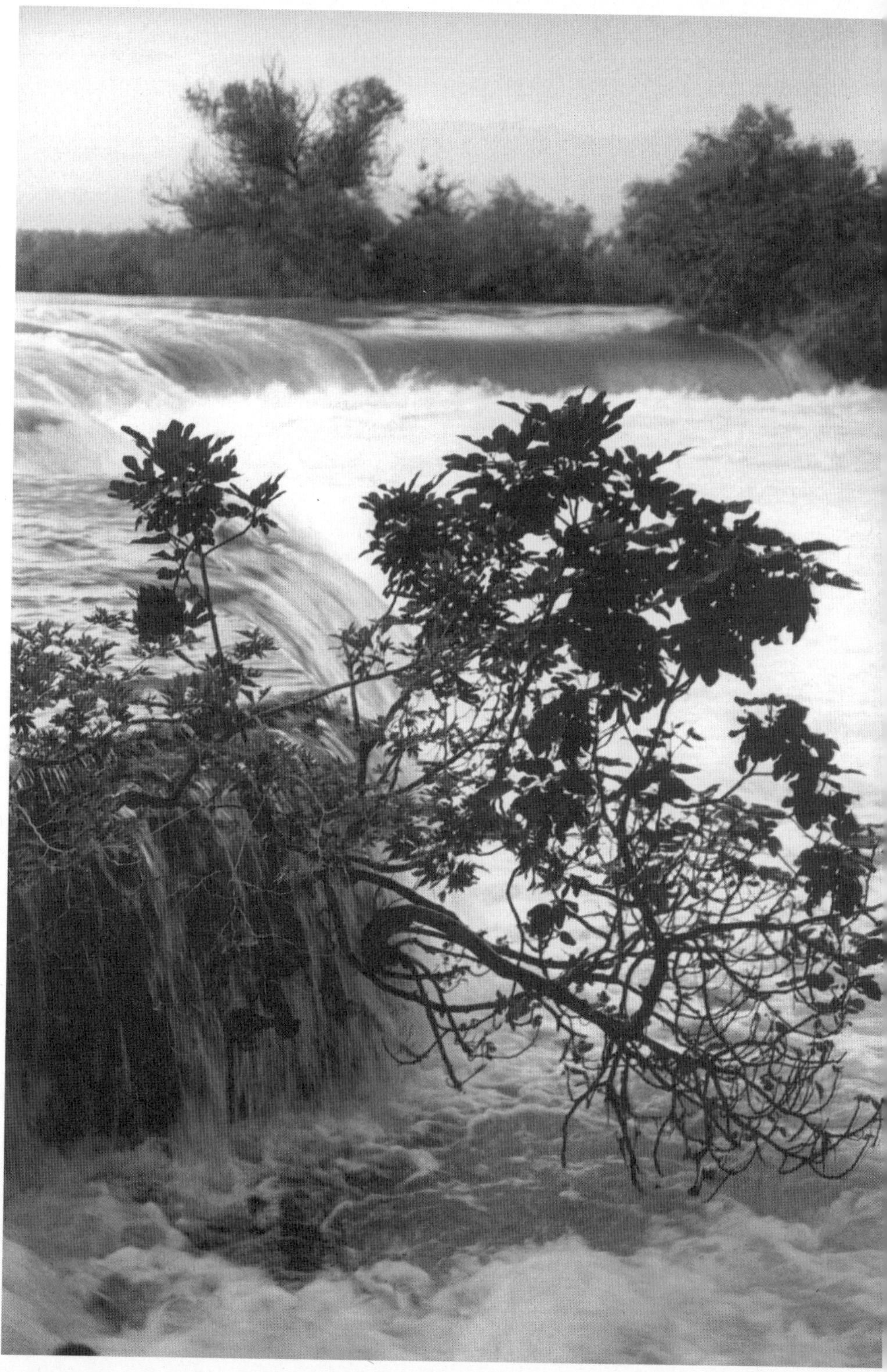

天然的溫泉從小洞穴湧出，彷彿希臘羅馬神話裡的精靈就居住在此。傳說中，精靈幻化自年輕少女，借助的就是來自溫泉和冷泉的神奇魔力。在溫泉澡堂建築物中，古羅馬人常會建造形如睡蓮的噴泉結構，敬獻給精靈與其他的當地水神。向這些神祇致意或膜拜，就曾是溫泉沐浴／療癒儀式的一部分。

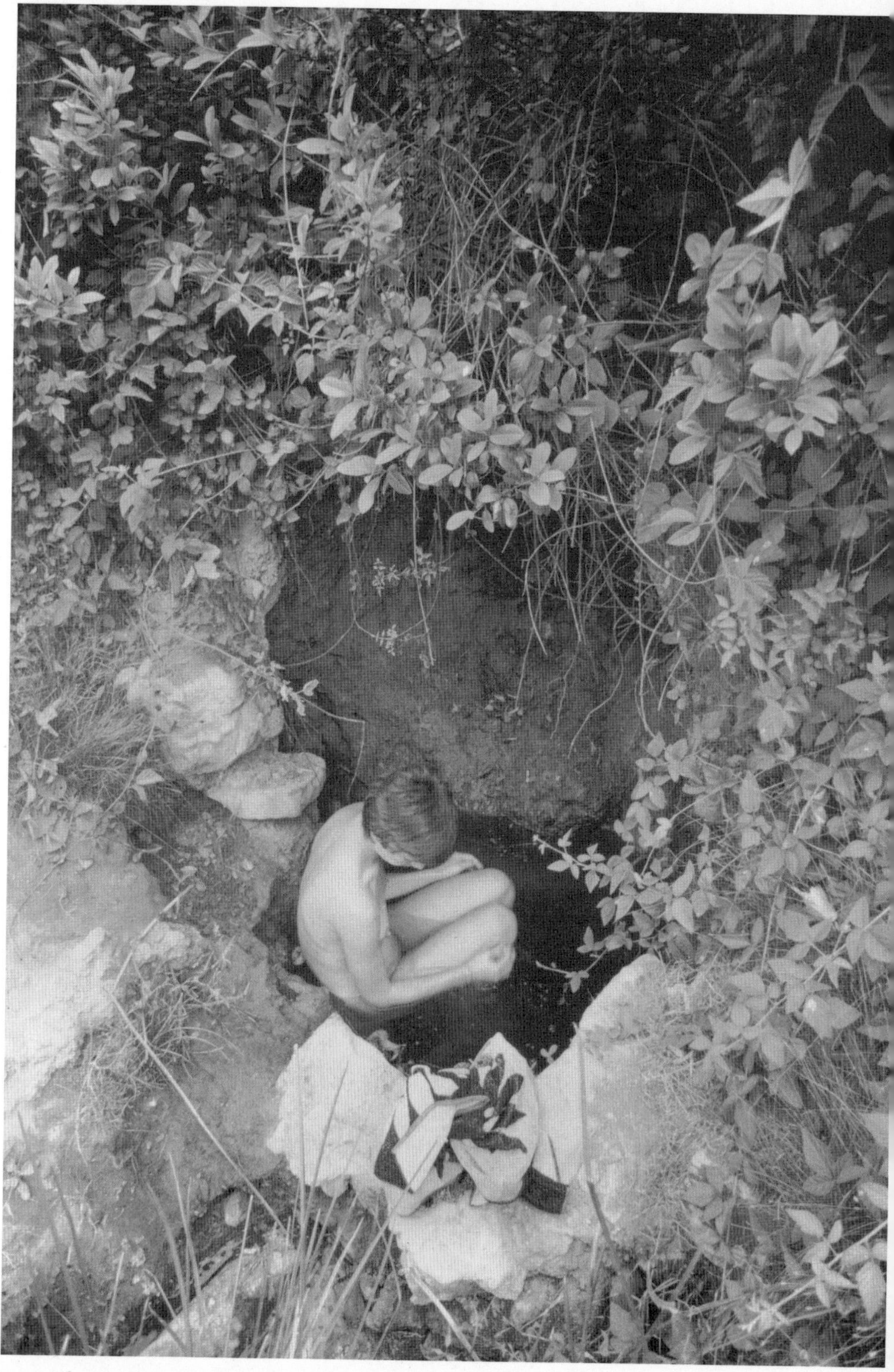

一個在後院的泥坑，直徑兩公尺，深度七十五公分。從坑洞挖出的泥巴會用線規逐漸縮小的金屬網篩過幾次，直到出現細泥粉為止，加水後可以產生柔軟光滑的泥巴，如同煎餅麵糊般黏稠。之後，大約每個星期會加入兩杯氯氣漂白劑，以保持泥巴的甜味，並且抑制有害細菌的滋生。冬季時則使用去壁紙器具（蒸汽機）幾個小時來讓泥巴保持溫熱。這個泥浴坑從來不加蓋封閉，根據其主人的說法，如此一來，「每天早晨都會出現新鮮事；昆蟲的行跡、令人困惑的螺旋、生物試探的掌印等共同交錯而成的細紋圖案。那實在是非常有趣的暗碼謎團。」至於泥浴經驗方面，主人繼續說道，「泥浴是如此地神聖與感性；雖然是看似矛盾的渣滓，卻仍然很誘人。〔泥巴〕眞是很特別的洗澡媒介，不只會在身上施壓，還有著驚人的浮性、氣味，有時還會不小心嚐到味道。」

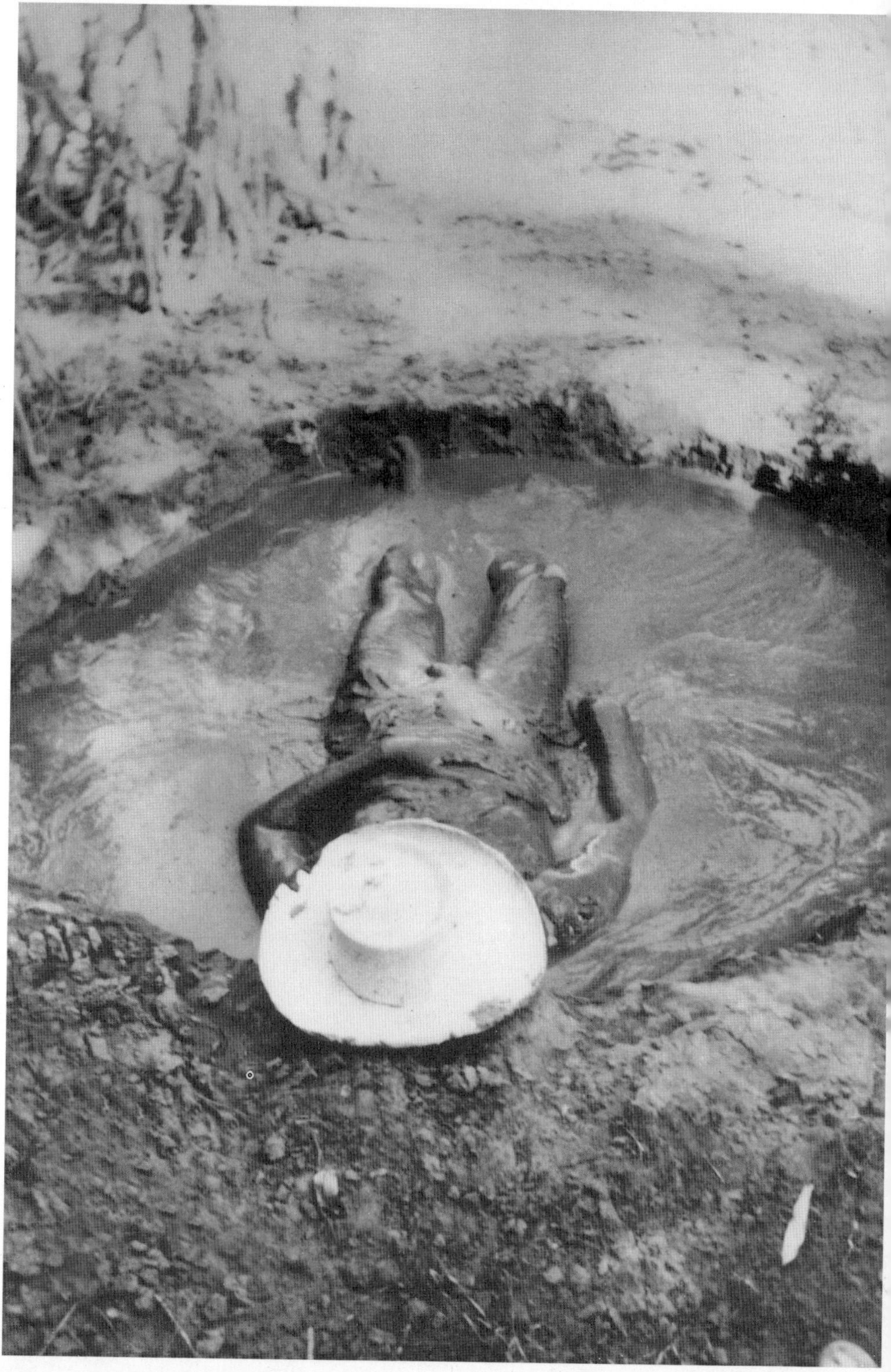

爲什麼設計師無法打造出「好」浴室

一間「好」的浴室乞求的似乎是創造者的同理心與精神共鳴，而非其自我意識。美好的浴室需要它的創造者儘可能謹慎小心，並且不著痕跡地留下刻印。

工業設計有著簡化的趨勢

多數當代浴室的主流特性是混搭拼貼，利用現成設備——舉凡浴缸、隔間、蓮蓬頭、肥皀盒、水龍頭等等——結合各種防水鋪面材料。創造這些設備與材質的工業設計師，承受著時間不足、預算吃緊、社會文化概念的「一般顧客」、企業保守思維、打敗市場上其他產品的種種壓力，在這些限制下，他們的成品往往會具有簡單化、易受大眾接受的特質（透過在視覺圖像方面加強觀看者的印象或記憶點）。

人體工學是個工程導向的概念，提倡人與器具之間「健康」、舒適的實體接觸界面，是深受工業設計師所仰賴的風格形式。就人體工學的觀點，人體是個機器；根據人體工學的思維，只要仔細分析身體的物理特性、體積和動作，就能打造出優越的浴室裝置和設備。

使用者友善是另一個簡化的工業設計概念，其涉及到的是清晰、可親性、容易使用的美學。美被定義爲操作簡易；醜則是難以使用。在產品的語意學裡，使用者友善的另一種說法，就是將熟悉的物理類比與文化標準納入產品設計之中，使其功能和使用變得相當清楚且一目了然。人體工學、使用者友善、產品語意學的根本目的，所謂「負責的」工業設計，一般來說就是要將我們整個物質世界重塑成更加有用和更可預期的某種東西。[12] 對於如汽車內部、影像攝影機和電腦鍵盤等實用的應用產品，這個目的可能還不錯，但是將這樣的實用價值應用在建造浴室就不太有意義，畢竟浴室通常是寬闊、複雜、且只具部分功能性的實體空間。事實上，方便、有效、直接的設計方案，可能是打造美好浴室的阻礙。爲了追求無與倫比的泡澡經驗，尤其是在美國以外的地區，泡澡專家甚至會避免使用如浴簾、防水地板等最起碼的實用設施。不用浴簾的原因是，無論如何裝飾，它們就是很醜；捨棄防水地板的原因則是，對於視覺和腳掌來說，人工防水表面都過於冰冷堅硬。

想要更了解設計師的心態與打造美好浴室的倒轉關係，我們可以檢視一下建築。憑藉建築從業者的專業地位和一般教育的廣度，加上自身久遠的專業傳統，建築代表了「設計」世界的頂峰。誠如下文所述，其姿態與實踐深深影響了室內設計和工業設計的領域，多數的當代泡澡環境即源自於此。

建築世界觀

建築師的工作環境是個由同儕情誼和傳統所組成的世界，並由此兩者為其作品賦予意義與方向。經由建築學校、協會、出版品、以及社會和政治聯盟的連結，建築的業界社群才被界定了出來。在這個世界裡進行思考和交流時，其他建築師的作品和言論、建築評論家、歷史慣例、以及當下的建築潮流，都要參考和尊重。建築師都從學校開始進入這個世界。建築科班的學生要學習理論、技術與風格，而這些內容都是已經受到他們的老師與建築社群普遍接受認可的。傳授抽象的經驗法則是為了將複雜的真實世界壓縮成可供控管的信息單位，像是「照明」、「聲學」、「機械系統」、「流動性」等等，學生被訓練後就能以單一範疇來進行思考。縱然這種做法方便創立設計學程——就是把問題定義成一連串較為簡單、有條不紊的子問題的流程——但是這些概念性的操作手法，終究會變成如老留聲機唱片的毀壞紋路，讓建築師沒有能力跳脫其觀看環境特質的框架。就建造浴室來說，這些程式化的權宜方案顯得粗糙拙劣，忽略了美妙浴室的核心關鍵，也就是那些微妙和難以捉摸的——高度敏感的、涉及主觀的、非實用性的——議題。

修辭性的規則

「做建築」免不了要不斷兜售點子。在完成計畫前的許多階段之中，建築師必須說服客戶和其他相關人士，自己的方案是健全可行和符合期許的。然而，建築師在到達這個階段之前，甚至必須兜售一個更爲重要的想法，那就是自己是這項工作的最佳合格人選。由於當代建築物以常見建築類型爲興建基礎，其結構的完整性是由工程師來擔保，留給建築師大顯身手的部分，主要就是空間切割、裝潢形式、客戶關係，當然還有鍛鍊自我膨脹的才能。在強烈競爭壓力的驅使下，多數建築師會吹捧設計作品中不尋常與令人印象深刻之處，他們努力強調那些能夠在照片中複製出的戲劇性效果，以及在現實生活中讓人驚嘆的特質。然而，實際上，戲劇與驚嘆只適合一小部分的結構與環境。對大多數的建築而言，就拿最棒的浴室來說，其重要特點是不會在複製之後閃耀奪人，也不應讓使用者屏息驚嘆。

掩藏的厭世者

有個蓋得超棒的小型空間，散發出優雅的一致性，其存在的價值，是否比得上同樣構思縝密、但更大更壯觀的空間？答案若是肯定的——或者，誠如美妙的泡澡空間，建築師是以存在價值而非「成就」爲導向——我們應該可以就某種規律性而觀察到，有一些建築師在職業生涯發展中開始設計一些結構較小的空間。可是我們看到的卻是相反的現象：除了那些揚棄主流專業精神的建築師以外，幾乎所有人都不約而同地追逐愈來愈大規模的計畫。大不見得不好，只是往往失去了人情味。隨著規模逐漸加大，較顯而易見的一般「群眾」需求將更受到關注，獨特細微的個人需求就變得更加無法顧及。

比起不願意接受小型和絕對個人——至少對我們在談的浴室來說正好需要這樣的

建築特性，更糟的是，某些建築師甚至表現出對一般大眾的厭惡感。他們似乎認爲，要不是人們的阻撓，他們就可以打造出樸質完美的建築；建築其實可以更好，只要能夠不再需要滿足人類不合理和無趣的需求，建築成品就會更好，而這需要建築師以行動代替言語來傳達。[13]

與這相關的想法，就是一種建築威權主義，耽溺在震驚與操控其客戶，藉以動搖他們的「個人信心」、「存心干擾（他們的）視覺、最終再擊潰（他們的）心理狀態。」[14]或許這可能符合某些客戶的期望，不過，對於試圖打造能夠敏銳感知泡澡經驗中更細緻的主觀特質的浴室的人來說，這樣的態度行得通嗎？一間好的浴室乞求的似乎是創造者的同理心與精神共鳴，而非其自我意識。美好的浴室需要它的創造者儘可能地謹慎小心，並且不著痕跡地留下刻印。

這是美國原住民蒸汗篷屋的骨架，以樹苗和樹枝搭建而成。使用時會覆蓋上獸皮、毛毯、帆布或是苔蘚海藻，藉以創造出一個可以保溫的暗室。石頭（位於照片裡的骨架之中）是熱氣來源，以柴火燃燒至高溫後再扛到屋內。水會澆於石頭上，有時還會放上草藥，旋即產生劈哩啪啦的嘶嘶聲響、散發出刺鼻的香味，以及強烈的濕熱氣流。蒸汗篷屋可以用各式各樣的簡單構造打造而成，有些是臨時性的，有些則會長久使用。時至今日，蒸汗篷屋依舊有人使用，用途包含了醫療、宗教/儀式、凝聚部落和友情，以及放鬆消遣。[15]

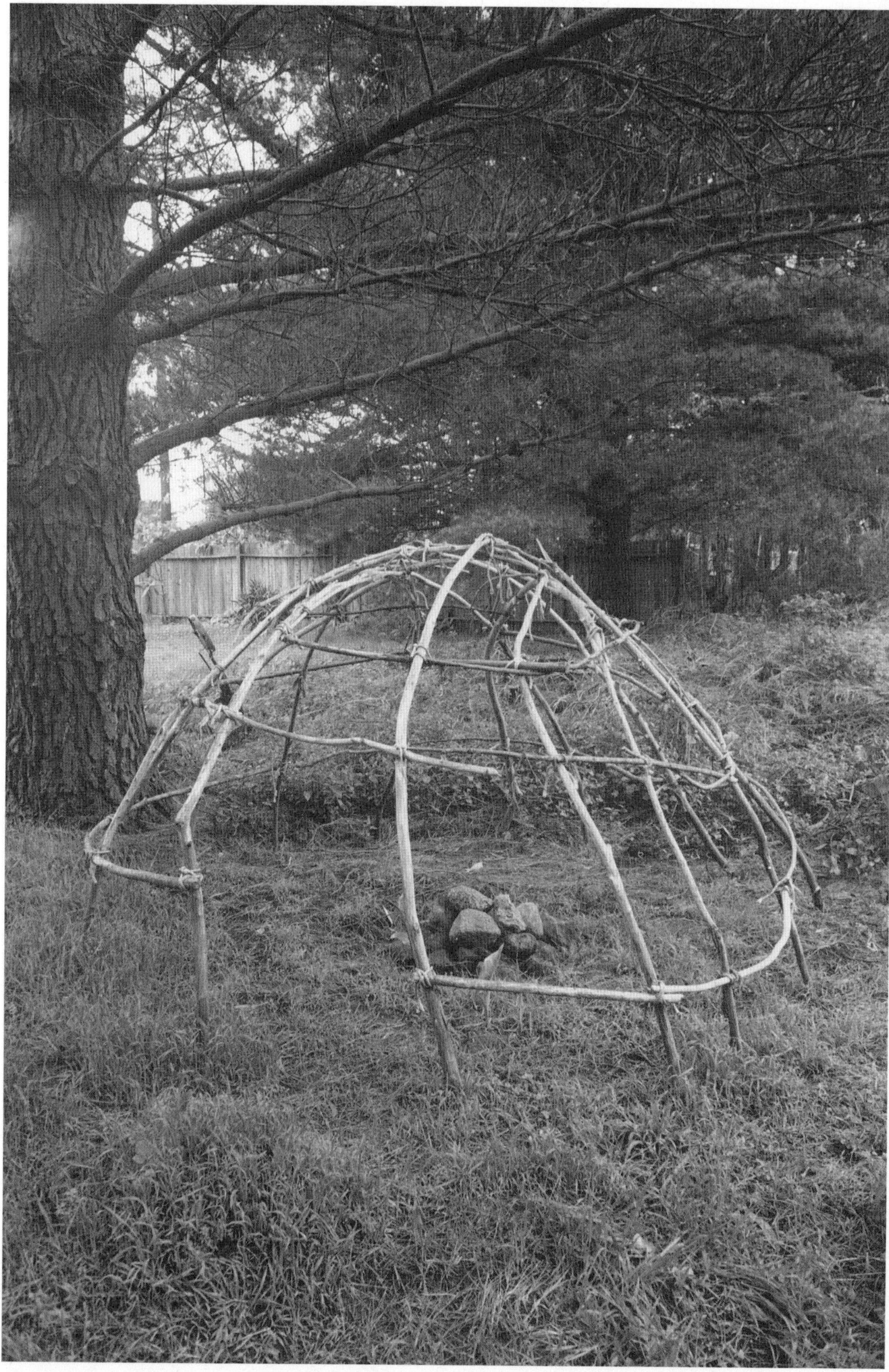

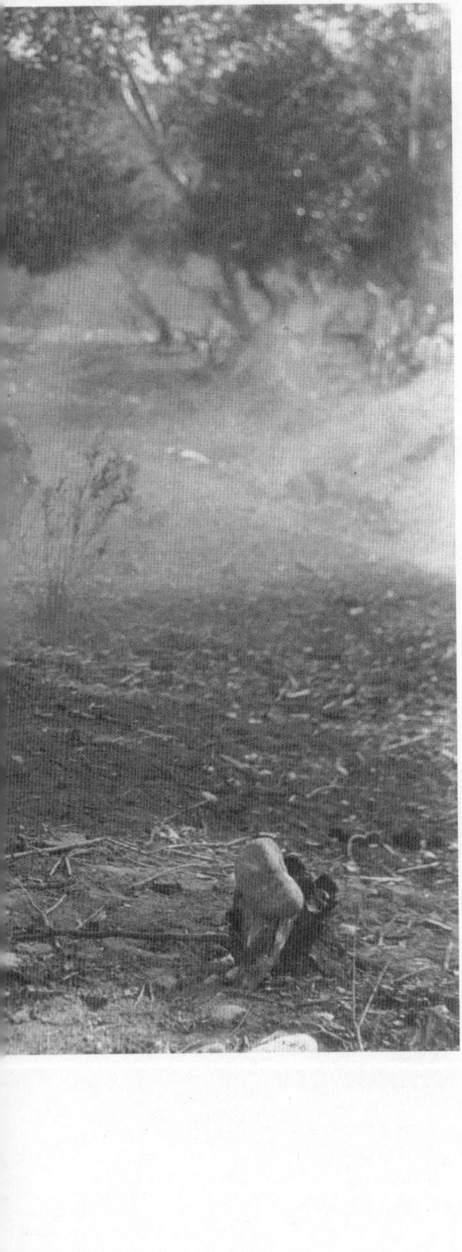

美國原住民阿帕奇族（Apach）的蒸汗蓬屋，攜帶相當方便，可供一人或兩人使用。

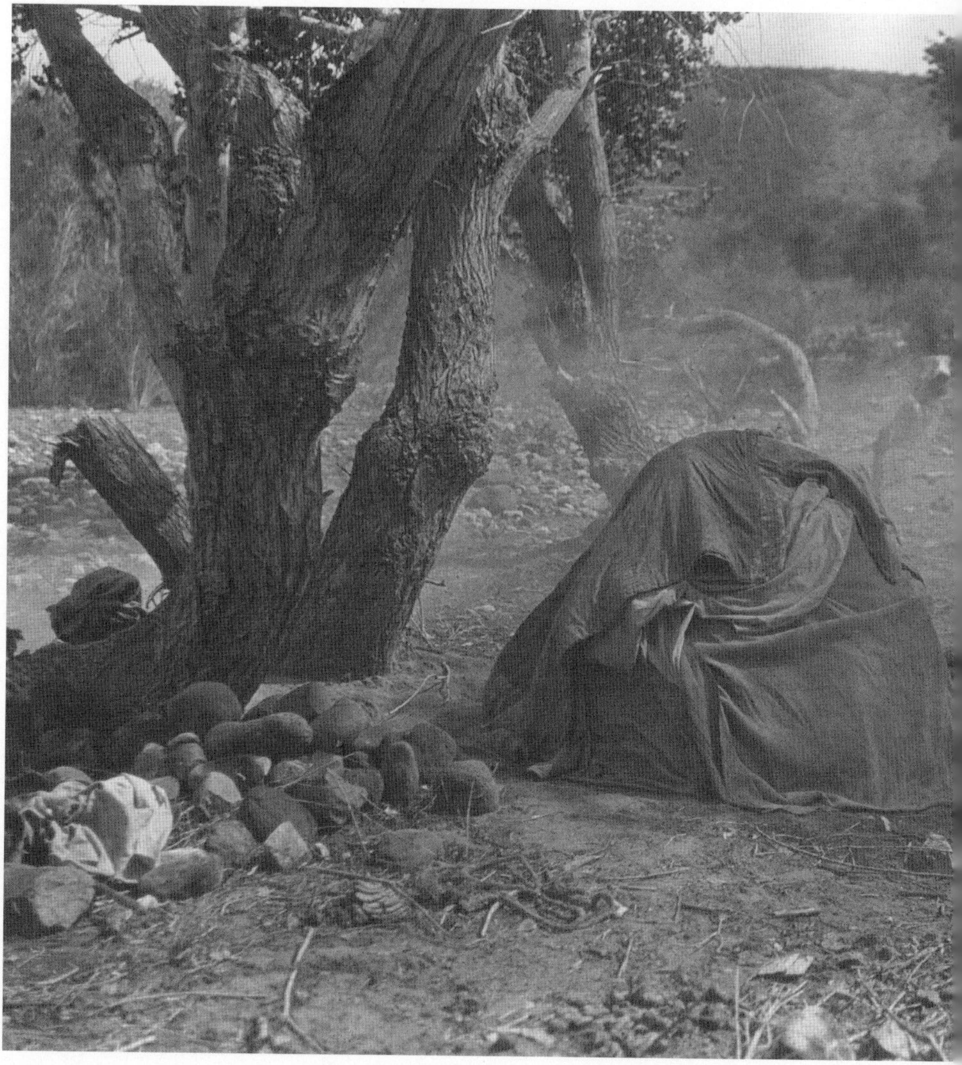

一座荒廢的十五世紀土耳其澡堂，其外觀已經崩壞。土耳其澡堂經由阿拉伯世界，直接承襲自古羅馬澡堂；隨著時間演進，其排場愈來愈簡化，規模愈來愈小。16

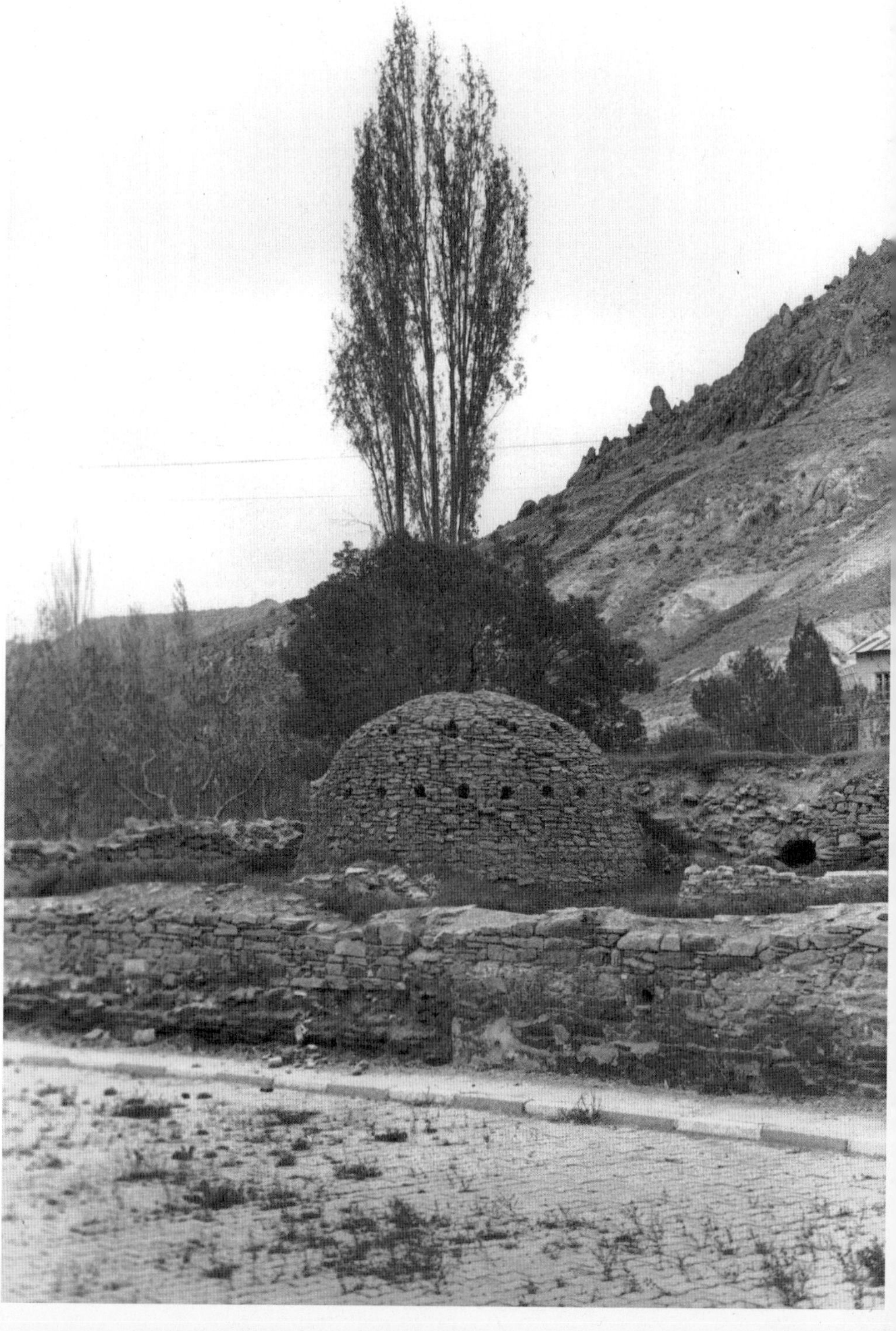

這座土耳其澡堂中最大的房間採用圓形造型，藉以讓熱氣均勻充滿整個房間，不過，由於有炕式供暖系統，這個輔助熱氣傳導的外形實在是沒有必要。[17]經由狹窄的拱型通道（照片中央的入口），可以通往其他公共、半公共和私人的空間。土耳其澡堂的建築物包含了個人房與公共區域，供人休憩、更衣／著衣、喝茶和咖啡、以及抽菸。

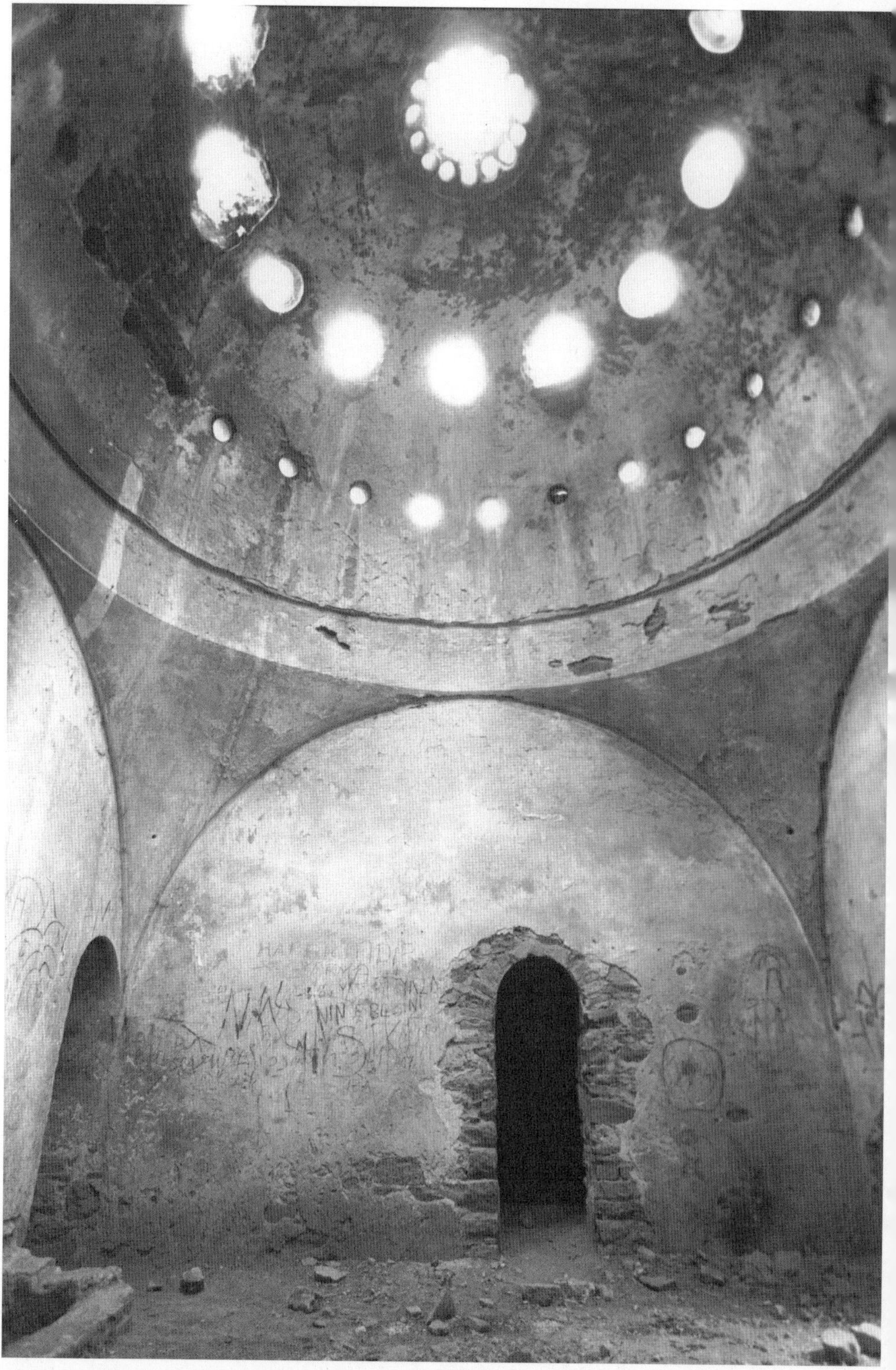

典型的土耳其澡堂屋頂是由數個嵌裝著天窗的圓頂組成。依隨光線入口的形狀大小和配置方位，室內光照會從早到晚不斷產生令人驚異的變化。

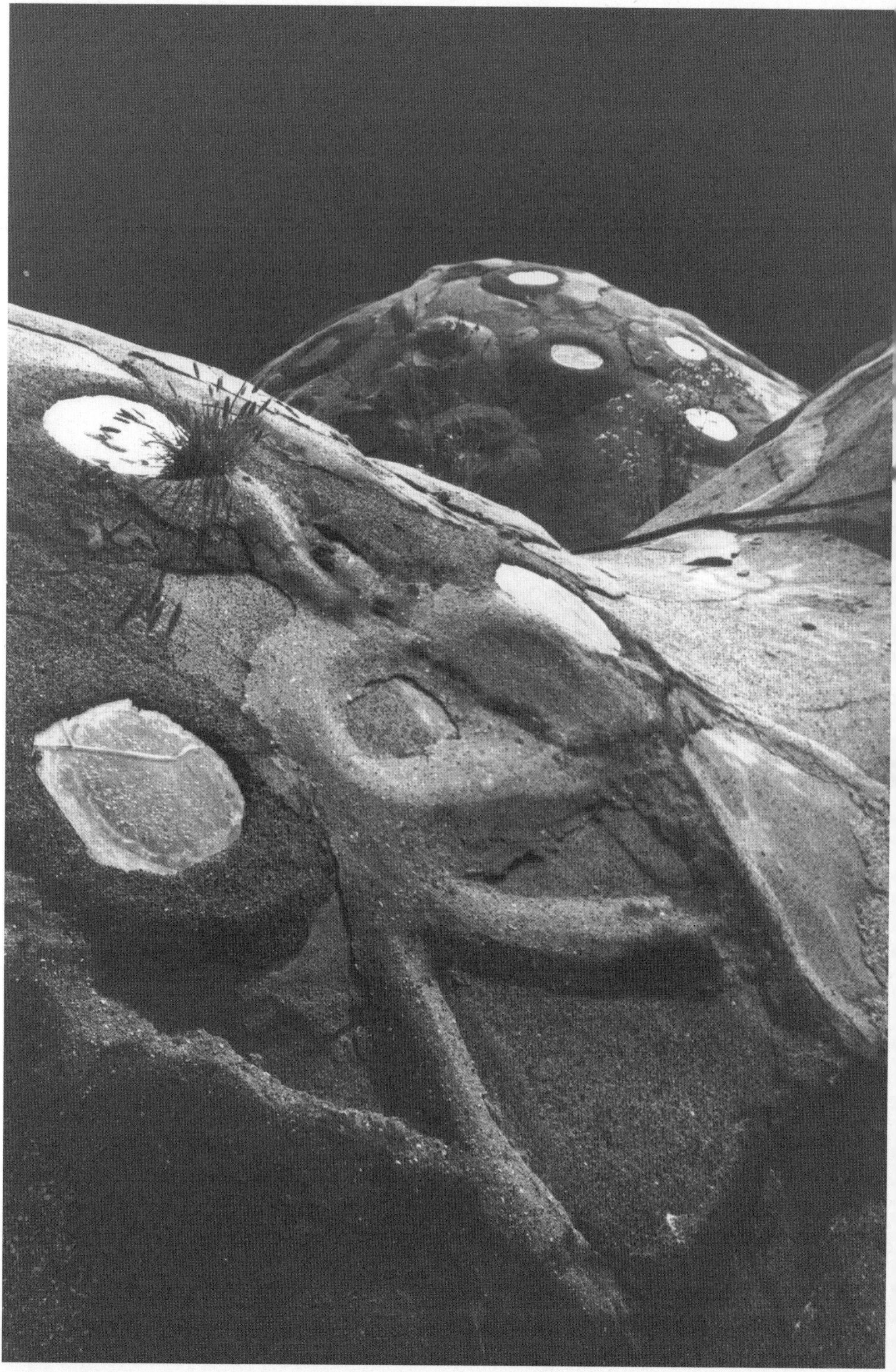

許多古羅馬澡堂崇尚由大面積的鑲嵌玻璃所創造出的燈火通明之感，土耳其澡堂裡的光線質地則相對低調柔和。夜晚的土耳其澡堂，最好的照明方式就是燃點蠟燭或油燈。[18]

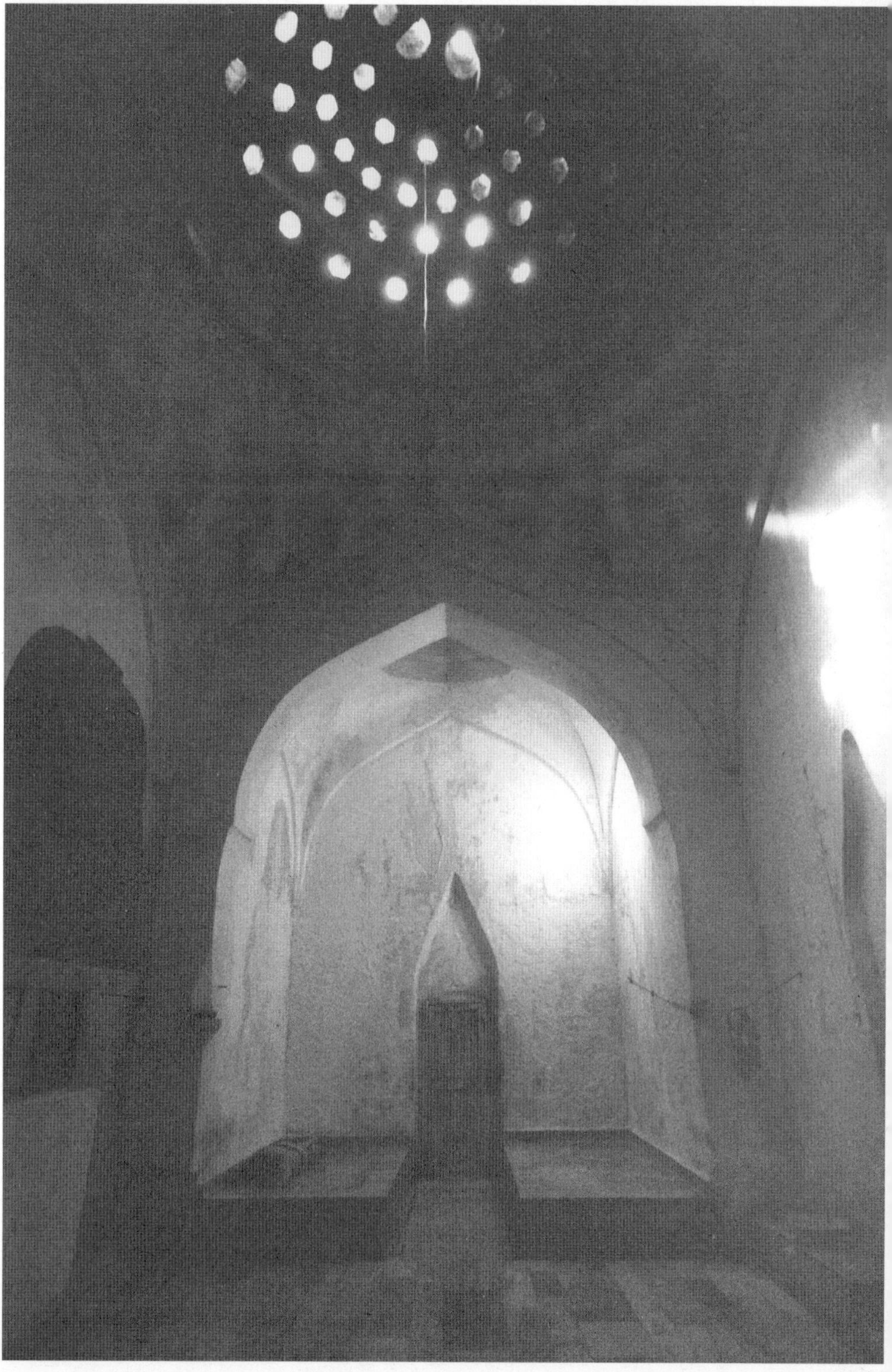

在土耳其澡堂裡，沐浴者會因沐浴所需而採取各種身體姿勢，天花板、牆壁與地板就會在不同時刻成爲他們的主要視覺焦點。土耳其澡堂可以產生獨有的非視覺感官經驗，其中包含了穿越低矮的窄門通道、無數的各種水聲——一次灌注或一滴滴地滴入盛水盆的水聲、潑濺到身上和地板上的水聲、牆後流動的水聲——再加上刷洗身體的沐浴侍者與按摩師相互交談和歌唱的聲音，在挑高圓頂天花板、壁龕凹室與牆壁後方來回盤旋，餘音迴盪。19

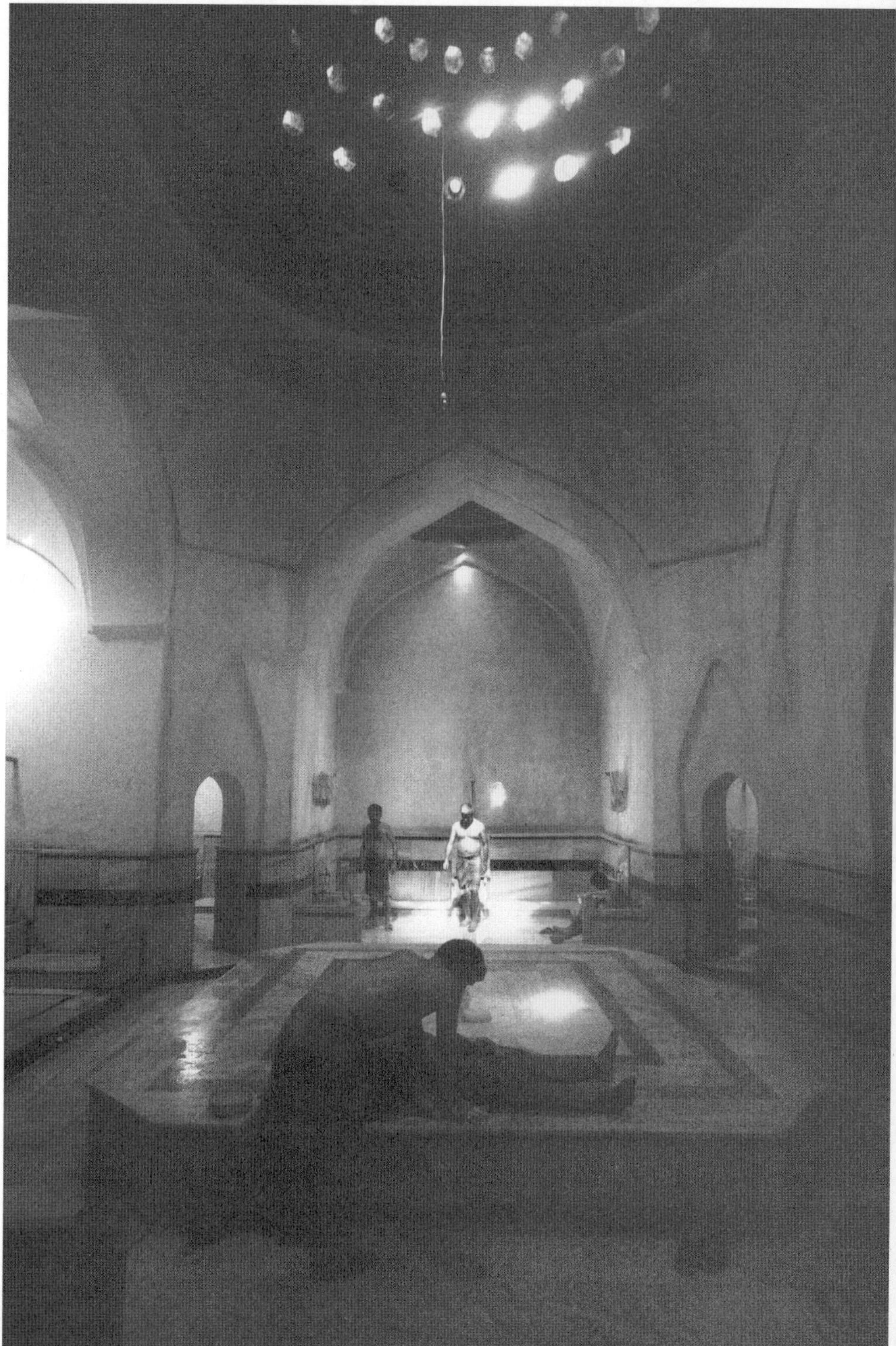

「異教徒的教堂」曾是古羅馬澡堂的暱稱，這個描述之於土耳其澡堂內部所經驗到的強烈宗教特質，有部分也算恰當。（不過，土耳其澡堂無疑是屬於伊斯蘭教的，絕非基督教所理解的「異教徒」該詞所透露出的貶抑之意。）由於伊斯蘭教強調潔淨／淨化，土耳其澡堂在歷史上一直是清眞寺的附屬建物。正因如此，富人和權貴對澡堂的支持背書被視爲是虔誠的舉動。

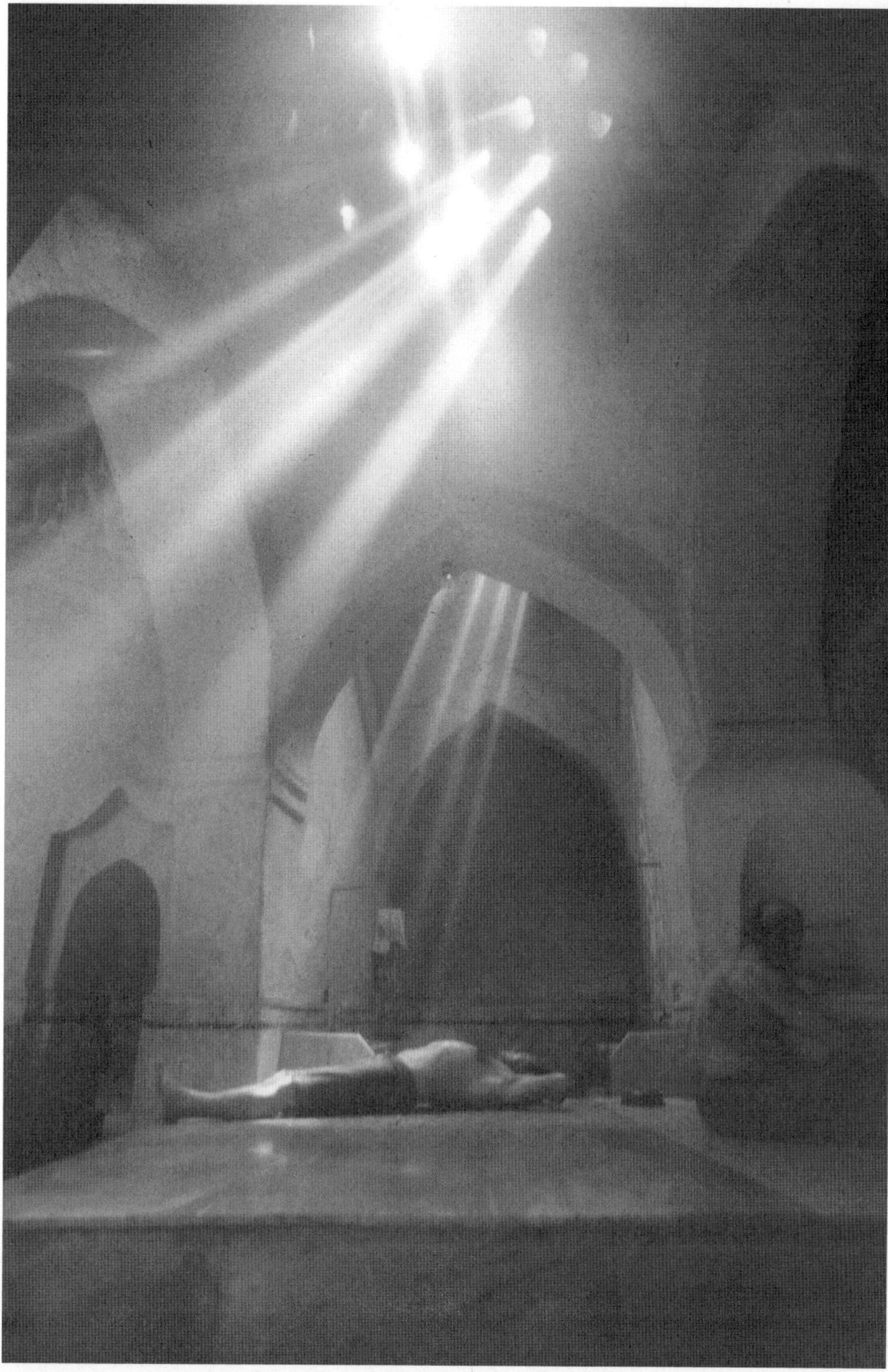

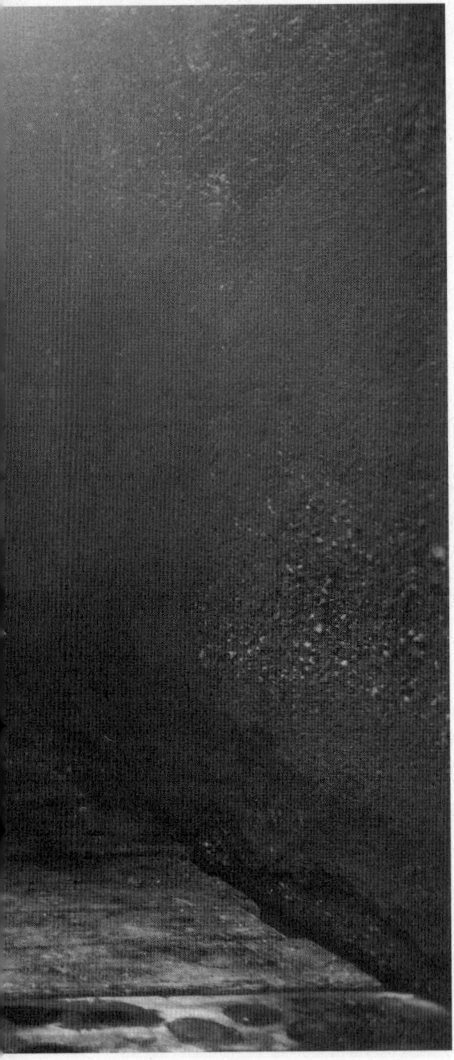

這座蒸浴室在涓流的溫泉之上，大小爲長四公尺三十三公分、寬一公尺八十七公分、高二公尺十二公分。從地板條塊的間隙，含有礦物質的蒸氣會升起並且同時加熱房間。室內借了一扇天窗採光；陳舊磨損的木板凳長到可以讓人平躺在上頭休息；牆壁大概是在一九〇八年以劣質的澆注混凝土興建完成，只要觸碰磨擦，就能感受到脫落的塵土和沙團。

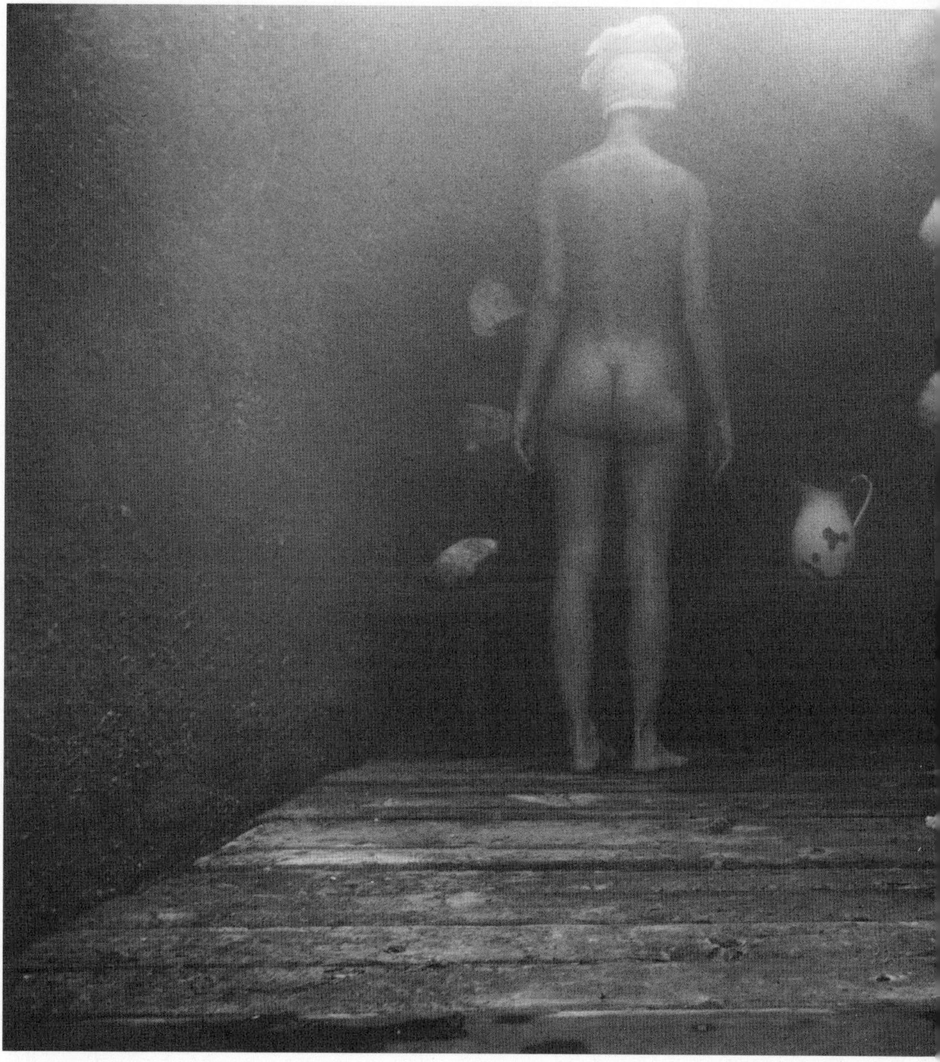

牆面上全是淡綠色水藻的柔軟綠鏽。蒸氣在平坦的天花板凝結成珠，胡亂地在房間四周咚咚地落下，彈奏出樂章。（請注意當作枕頭用的石頭。）[20]

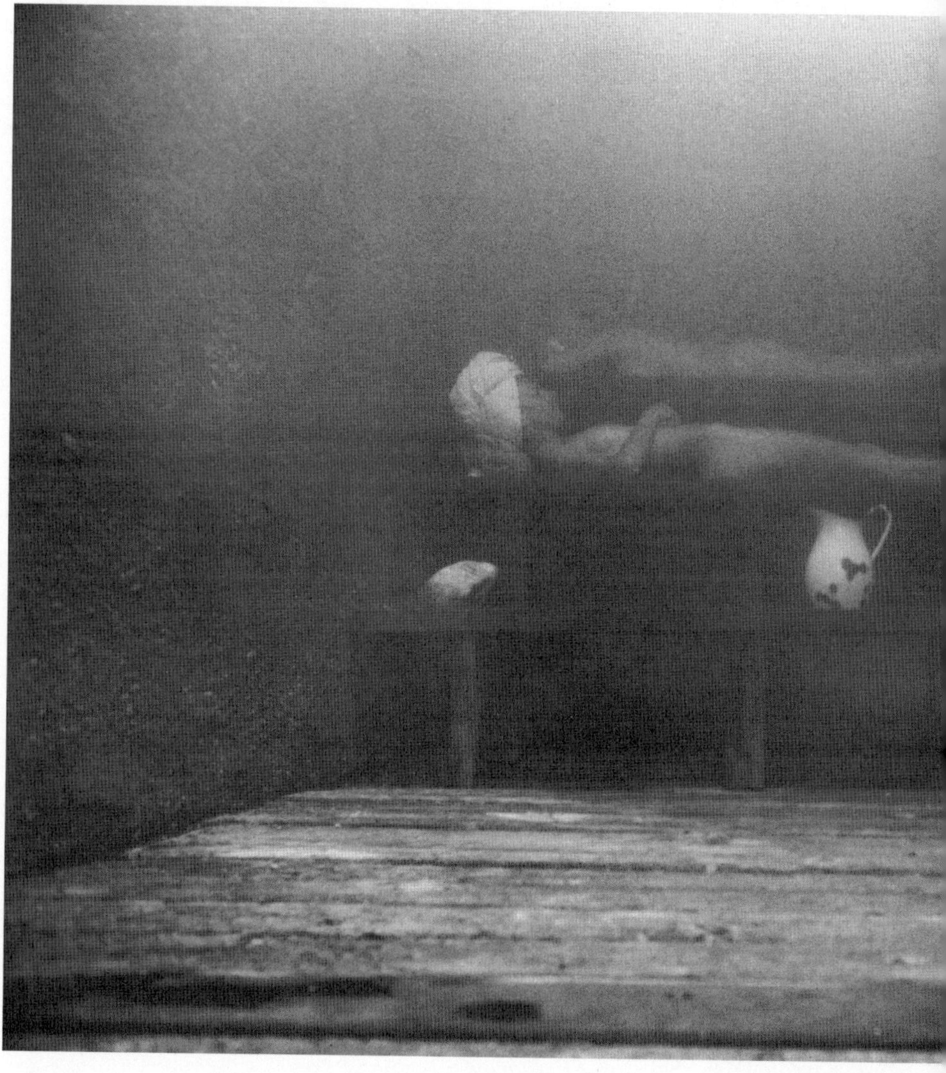

「哈曼姆」（hammam）是「土耳其澡堂」的正確說法，裡面的地板由大理石板所組成，顏色紋理和形狀大小各不相同。在地板的下方、架高的平台底、以及牆壁的背後，則是巧妙的炕式供暖系統的空心磚。21

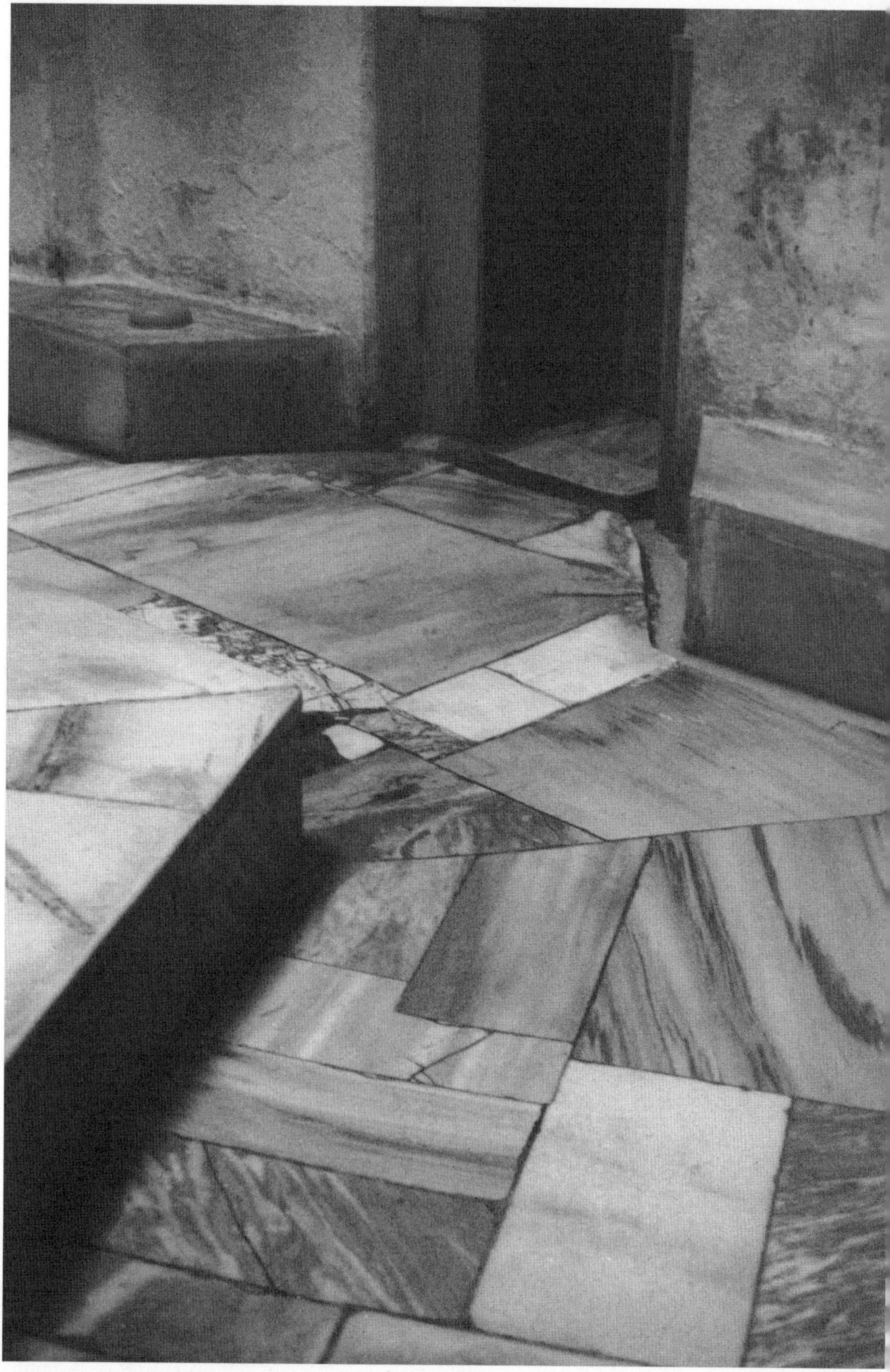

土耳其澡堂地板的排水溝渠，蜿蜒於架高的淨身／按摩平台和通道牆壁之間。這些溝渠反映了伊斯蘭形式的淨身文化，公開且蓄意地在乾淨（純潔）與骯髒（污穢）之間做了實質的區分。

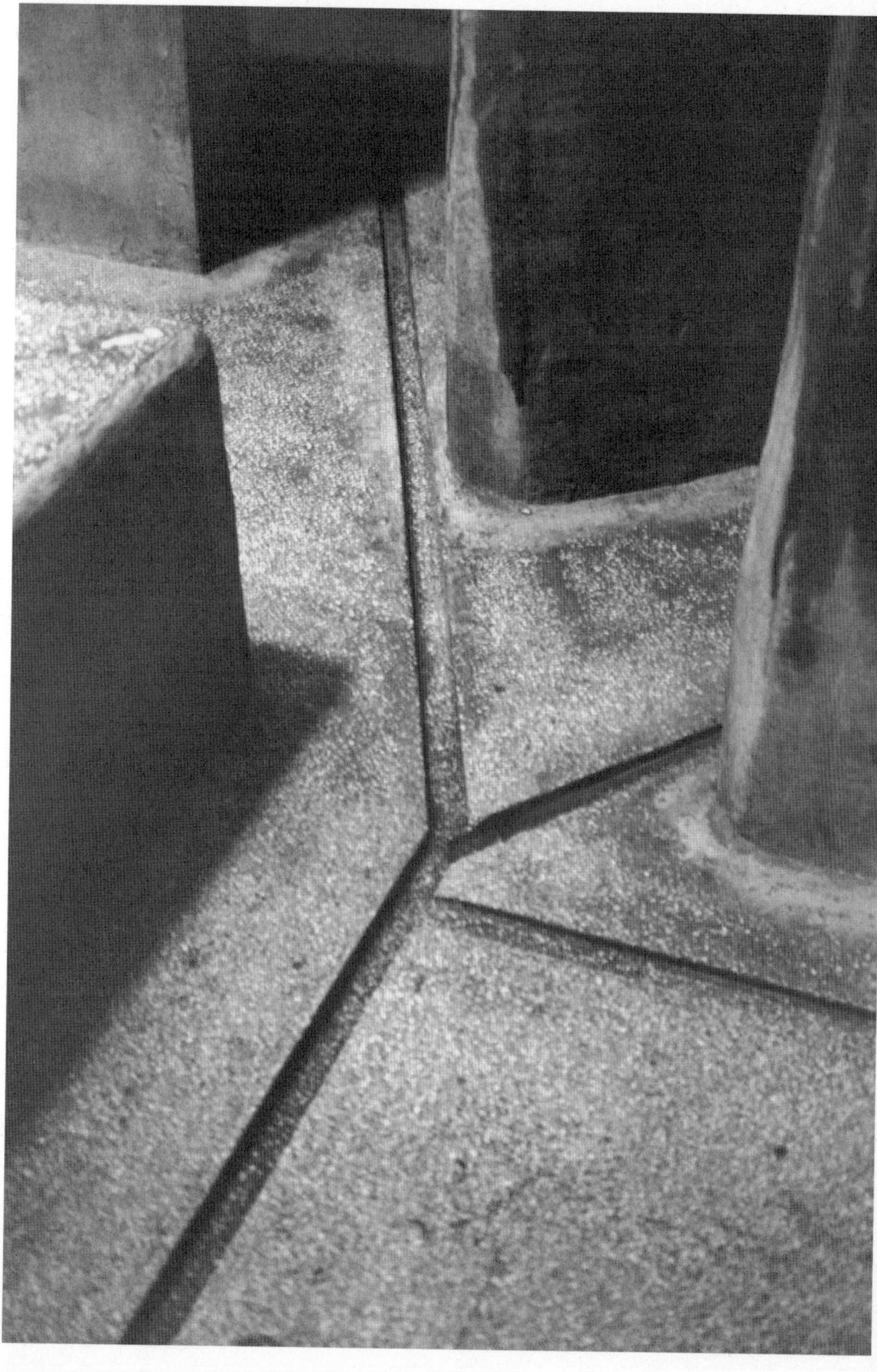

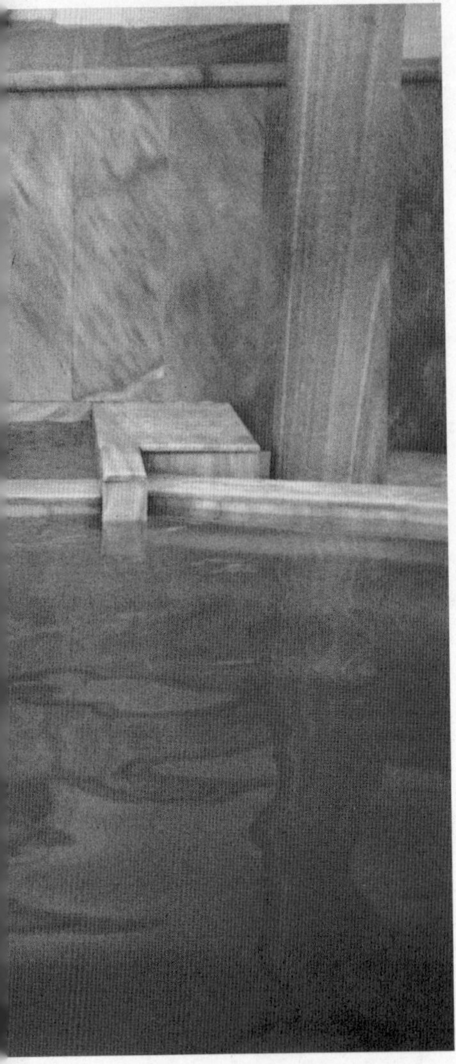

土耳其澡堂不像古羅馬澡堂，只有能夠供給源源不絕的淡水的澡堂才有浸泡池，像是這一座澡堂即位在溫泉區。這座最近才整修過的獨特土耳其澡堂，就建在一座更爲古老的羅馬澡堂的遺址之上。

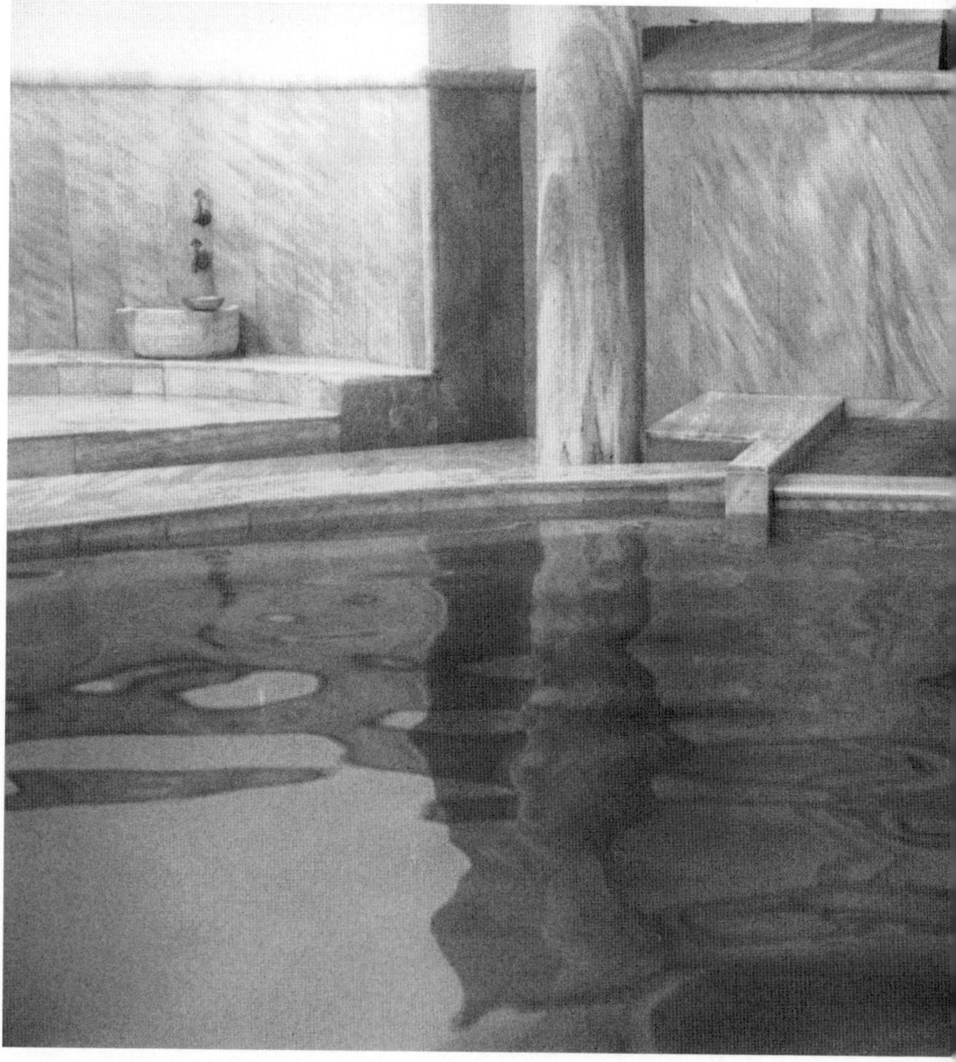

在土耳其澡堂裡的伊斯蘭式沐洗，其基本物件爲水、盛水池、舀水用的小勺和香皂（這張照片缺了小勺和香皂）。盛水池的半圓形凸出部分，便是用於放置香皂和水勺。

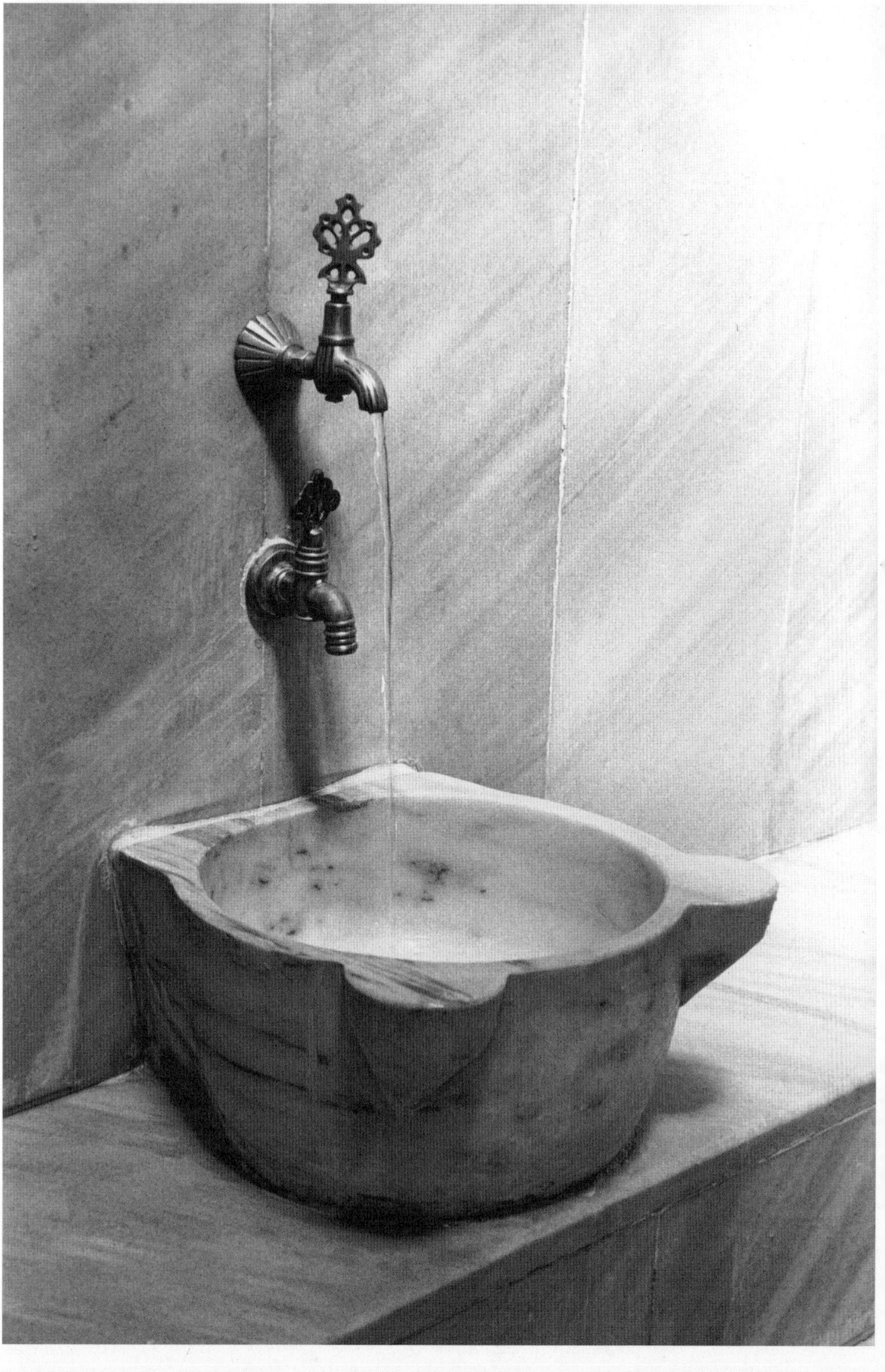

可蘭經中具有天國特質的象徵是未分化的純水。此處，大理石刻鑿的出水口不斷湧出溫熱的礦泉。從萬物有靈的角度而言，以能夠顯露、甚至強調泡澡/浴室的主要自然要素爲佳，也就是水、熱、光等元素的來源。

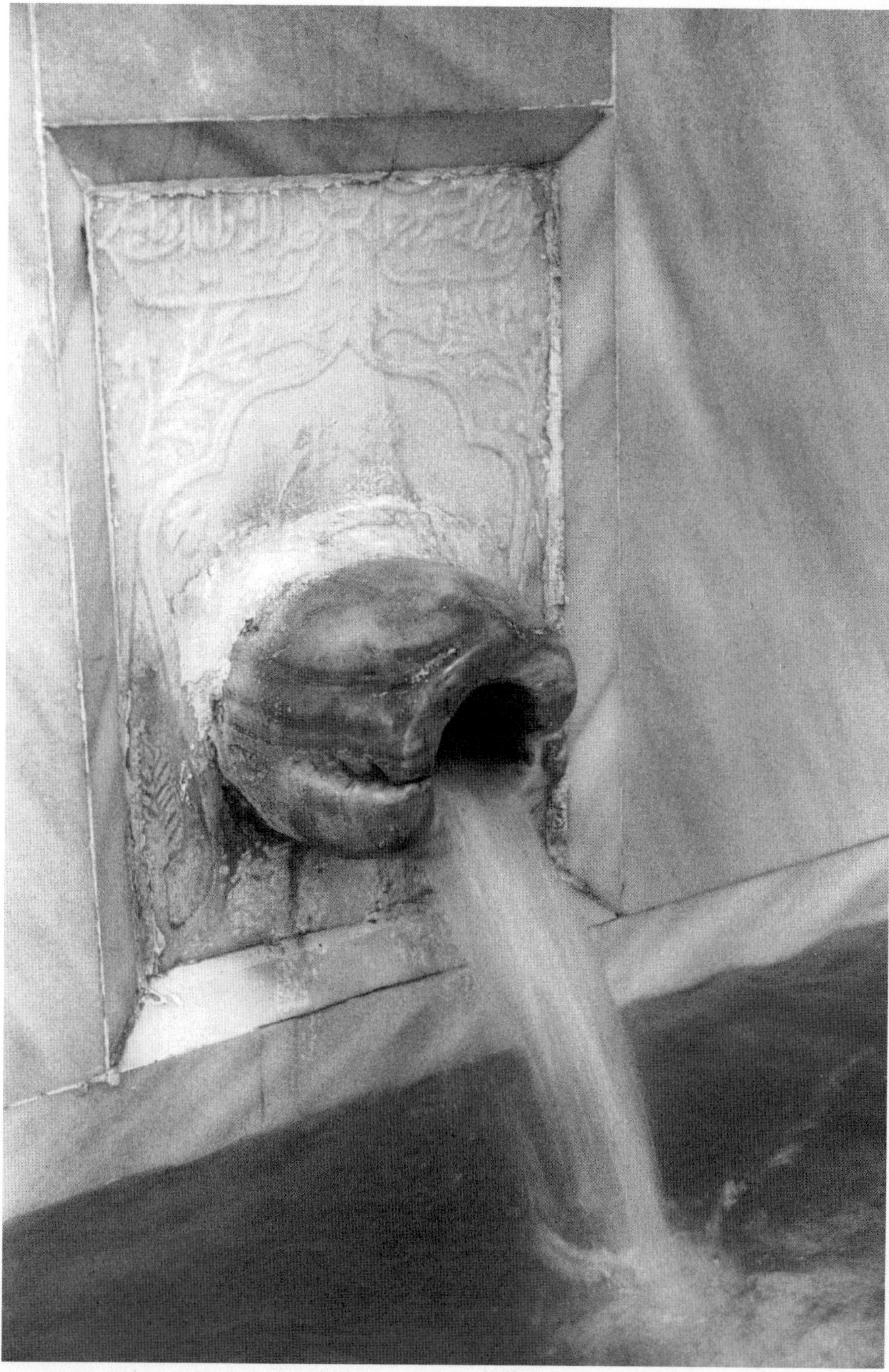

打造浴室的另類隱喻

要打造一間從設計中解放的浴室並沒有單一的正確方法，想打造一間「好」浴室就得違抗所有既定的方法體系。

未經設計的參考架構

打造一間「好」浴室，其真正的唯一先決條件，就是要有對泡澡的真愛和享受。然而，除非你是在道地的地方性文化框架裡工作，要打造一間「好」浴室就得違抗所有既定的方法體系，打造一間從設計中解放的浴室並沒有單一的正確方法。然而，如同本書的建議，儘管有些典型與隱喻相當抽象和（或）隱晦，可是以打造浴室的過程方面而言，卻比其他來得更具洞見。以下就從不勝枚舉的可能性中列出了三項。

發現

「發現」意味著，不論是以什麼手段，浴室被「發掘」或是「揭示」在建造者面前；不同於忙碌緊湊、高度目標導向的方法，這是一種完全相反的創造方式。舉個相當好的譬喻：當你在尋找蘑菇時，也順道在享受美好秋日的風景、聲音和氣味，新手更應該如此實踐，因爲雖然你不知道自己最後會找到什麼蘑菇，但是你對自己不想要的東西——也就是爛蘑菇——卻有相當清楚的概念。細節和些微差異就是關鍵，積累下來就是一朵蘑菇。當你四處走動試探時，要專心一致，但不過於痴迷。你所有的感性和知性的器官都處於警戒和接收的狀態，但是你並不會冒進。依本能行事，運用你心智較不清晰的部分來處理雜亂的技術性資訊，例如蘑菇的生長形態、山坡角度、向陽面（或背陽面）、共棲植物等等。就算蘑菇就在你面前，也常常不容易察覺，你因此會多次探訪相同的一個區塊，而每一次都會發現變得更爲清晰的不同事物。

創造自然

「創造自然」眞正的意思是靜觀其變，畢竟自然主宰著非常複雜的互動，其依循的運行法則實在是深奧難解到讓我們無法從頭草擬出來。這種方式有個例證：日本京都裡恆長美麗的客棧和寺廟，它們似乎不斷地自我更新。每日早晨，鄰近門口和走道的木石都被澆了水，促使苔蘚蕨類成長、礦物凝積、色素突變、並讓曝露的金屬表面鏽蝕。這些良性的自然現象被監控著，而且不時更動著——比如說爲了防止生鏽，舊的木片會被新的替代，而新的替換品可能是會形成自然印記的燒焦木片等等。日復一日，這個環境會進化得愈顯朝氣蓬勃，最終就擁有了眞實自然景觀的特性，達到一種無從挑剔的境地（而這又產生出另一個跟浴室建造有關的隱喩：長年照料的浴室管理人）。

詩

詩是選擇直覺洞察力而不選擇理性方法的捷徑。儘管詩看似自由，卻同時是瑣碎或浪費的反面；詩是最純粹、最無法變動的表達形式。至於這樣的簡樸不是在語意上的刪減，而是在意義上的強化。仔細關注就會發現一首詩的獨特生態，在不可複製的語境之中，一切內在要素都被包覆起來。矛盾是被允許的，這是因爲詩處理更多的情感與心境，而不是合理的結論，因此可以作爲用來表達看似弔詭境況的載體。身爲一位詩人，詩的整體感知場域就是你的責任所在，你敏銳地聽辨調和自己想要到達的（後設）感官形式。然而，你沒有說出口的與你所做的是同樣重要的：比起毫不模糊的清楚表達，神祕又未完成的表達反而能夠誘發、擴展和洩露更多。

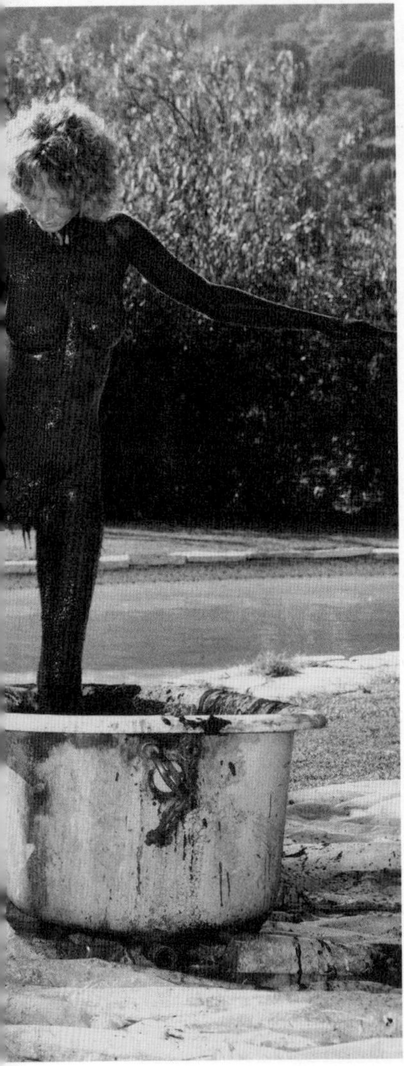

浴室／泡澡可說是蘊藏了許多象徵性和隱喻性的意涵。[22] 這兩張圖片正好可以說明，浴室／泡澡同時是愚蠢的與崇高的，是經過設計的與未經設計的：一只大規模生產的塗瓷鑄鐵浴缸（工業—設計過的—文明的產品）注滿了泥巴（原始—未經設計的—軟泥）。

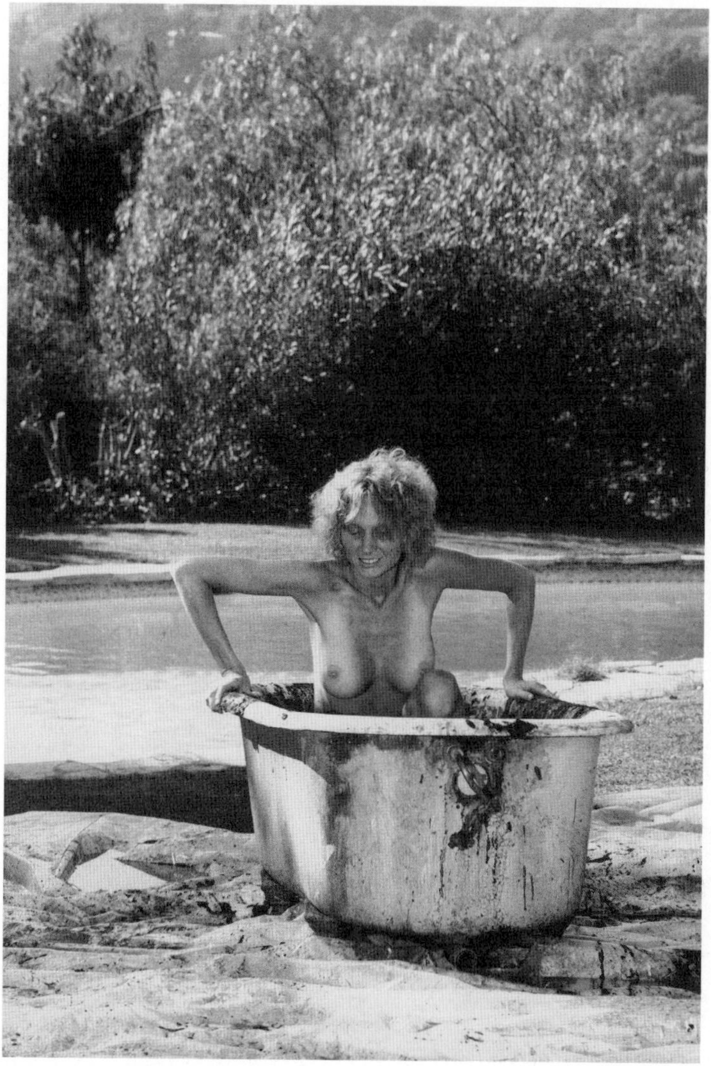

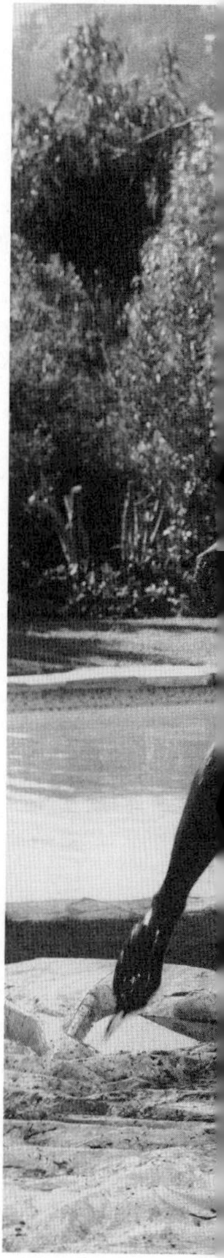

天然溫泉池的石灰華紋理外牆。

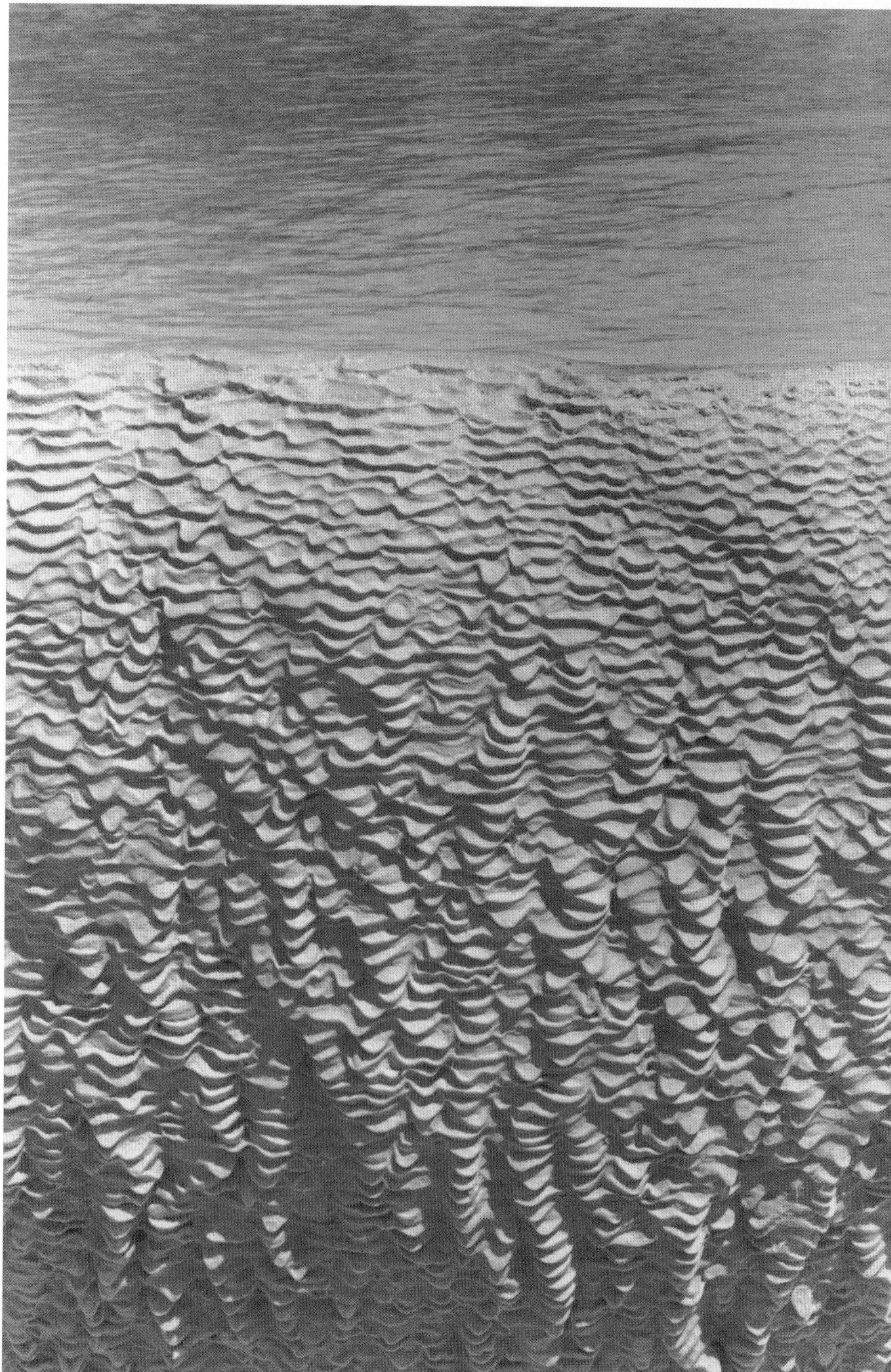

這個溫泉裡的礦物質會與空氣交相反應，轉化成柔軟的碳酸鈣凝膠，形成暫時性的水塘。經過一段時間，凝膠會硬化成永久的石灰華質地結構。23

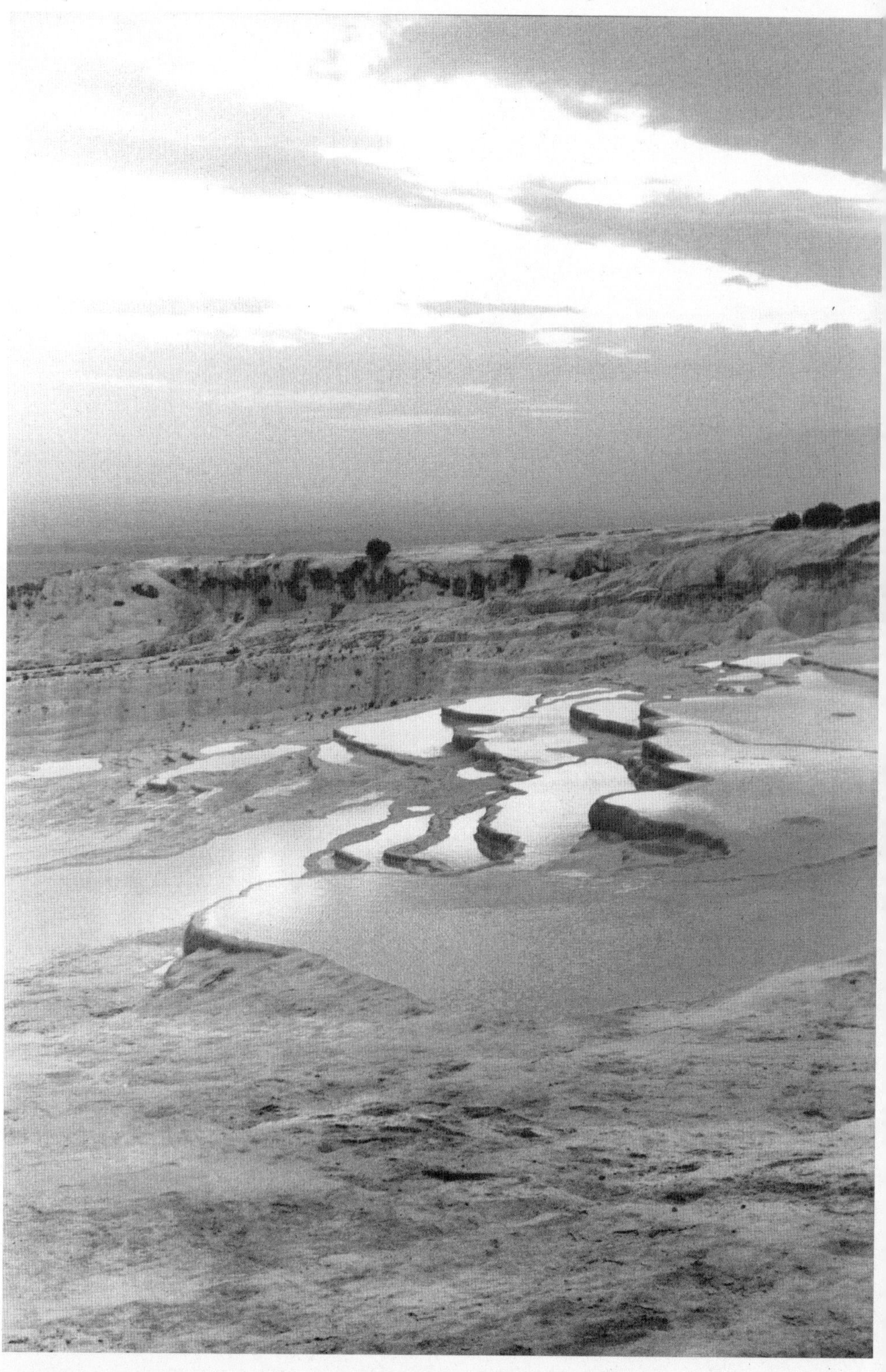

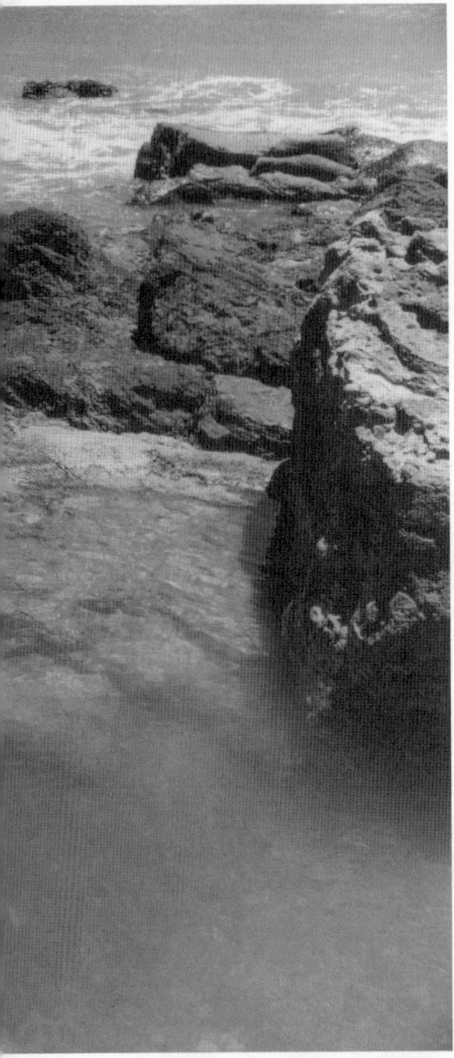

這裡有從火山岩石冒出的滾燙泉水，人們長年在這裡泡澡，使其逐漸變寬、加深爲如溝渠般的水池。漲潮時，沁涼的海水每隔九十秒就會完美地湧入溝槽一次。

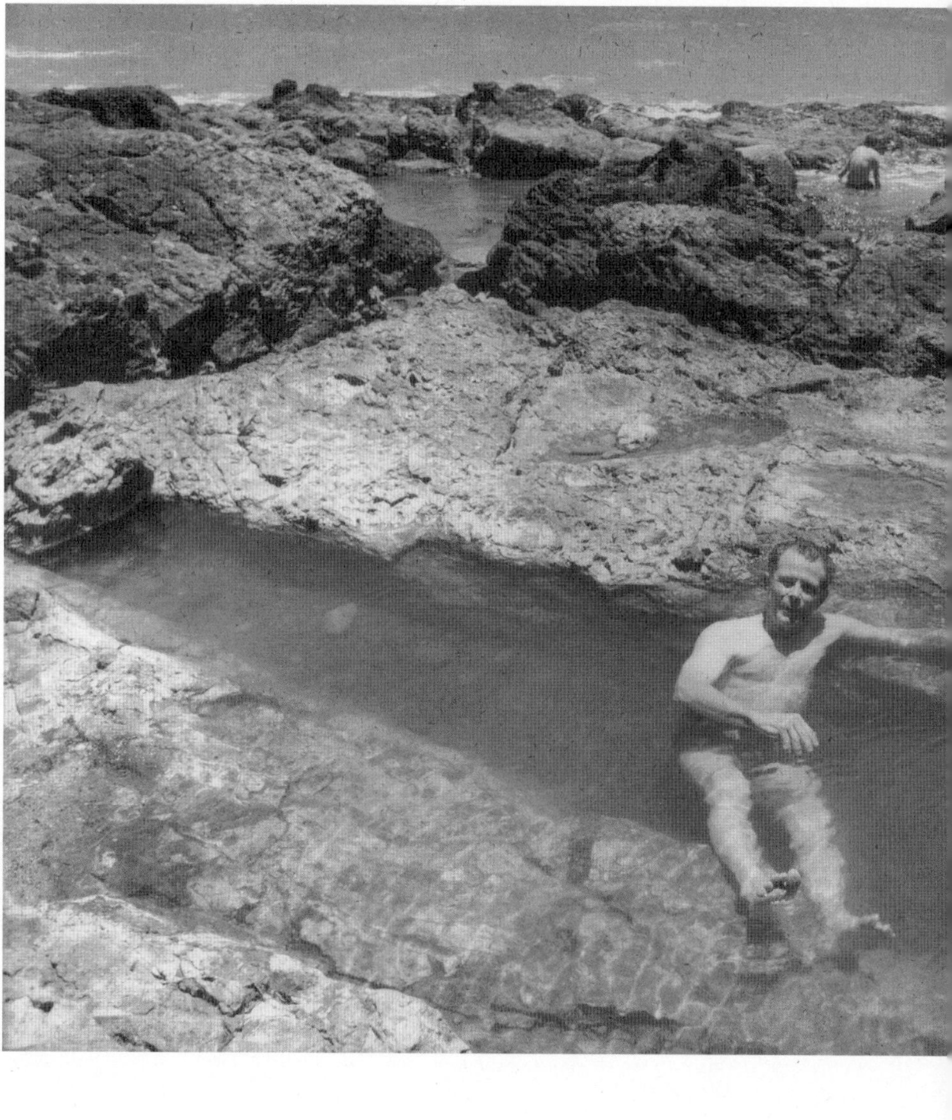

河流緊鄰著溫泉，不知名的澡客臨時起意堆疊了這些石頭。這些石頭是被堆起來的嗎？還是如同在沙灘上堆起沙堡一樣，只是個抽象又異想天開的遊戲？亦或，這些石頭正好見證了萬物有靈的自發性行爲？（還是兩者兼具？）

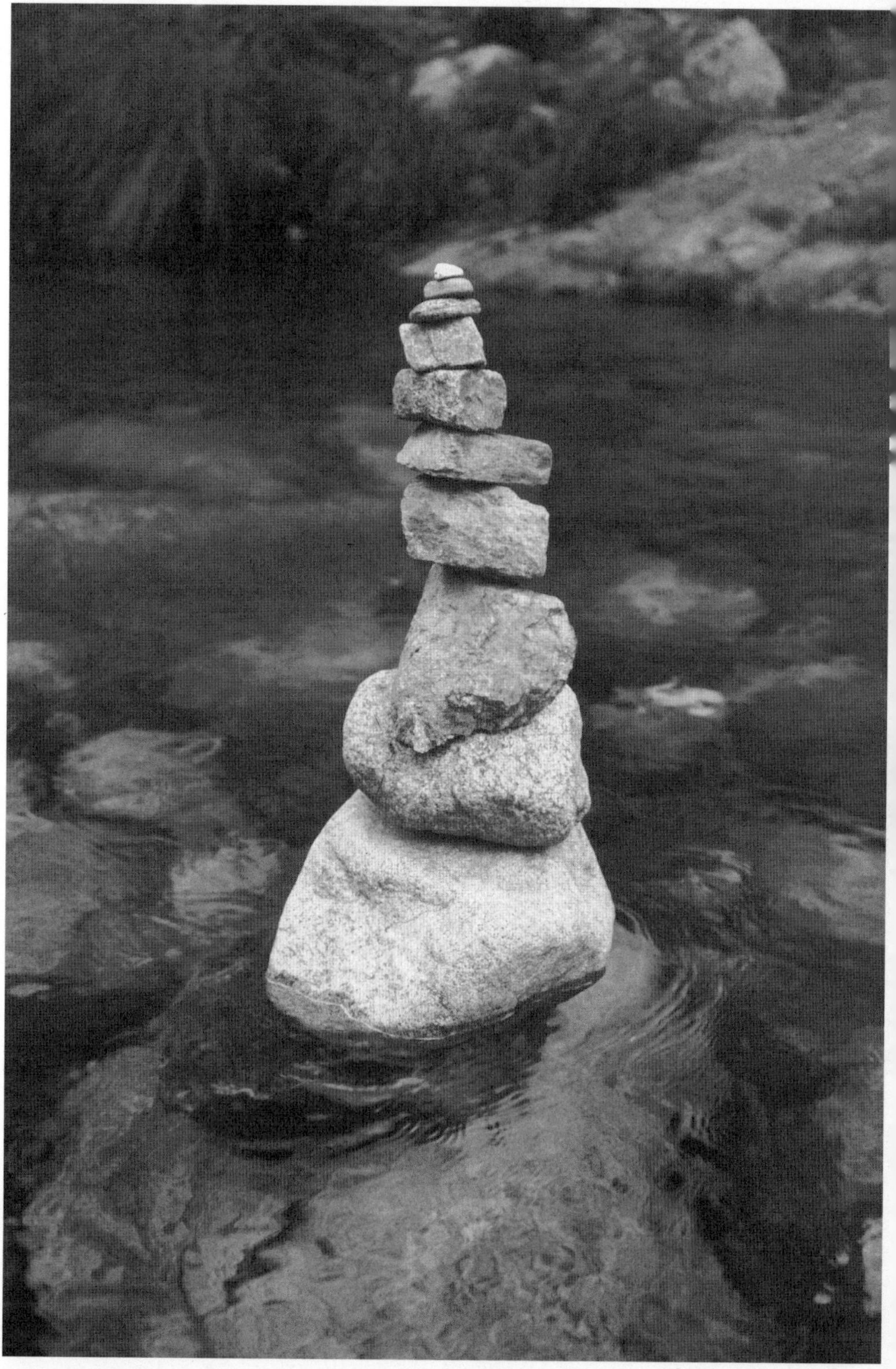

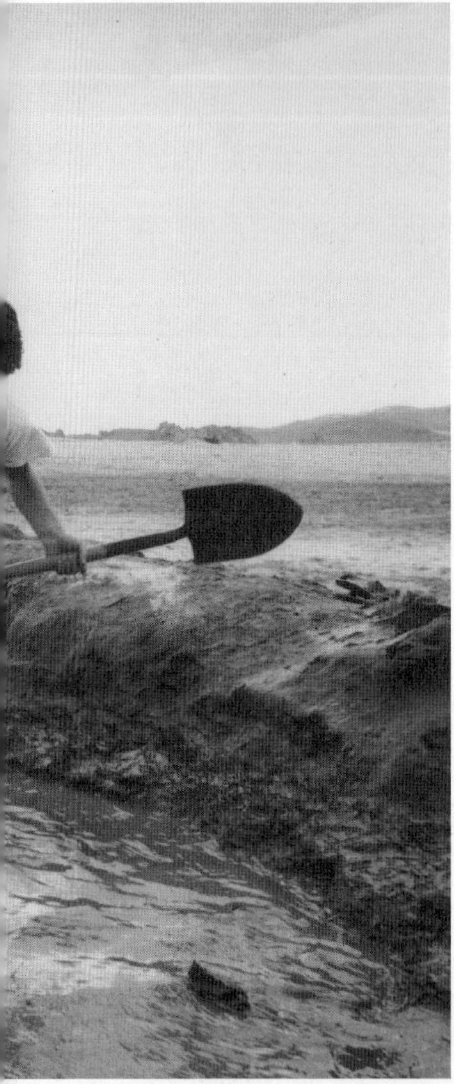

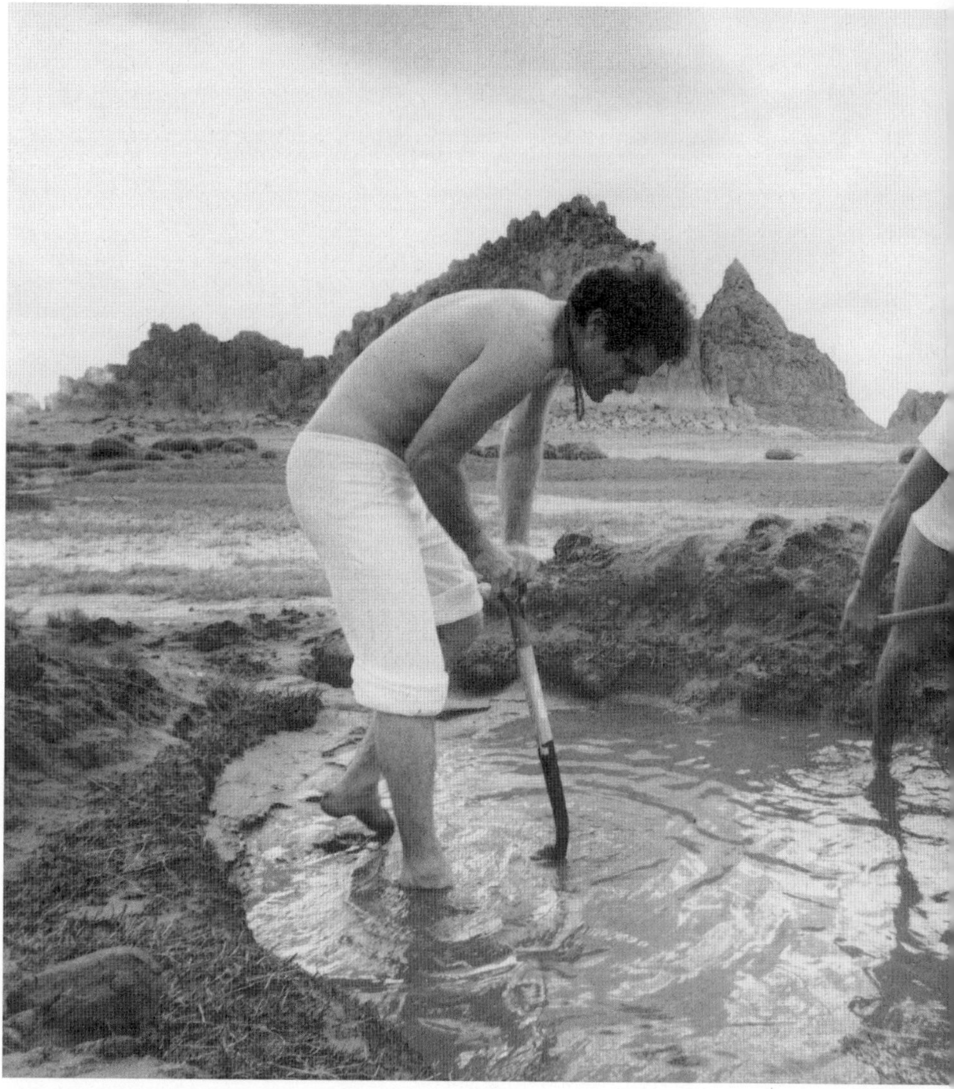

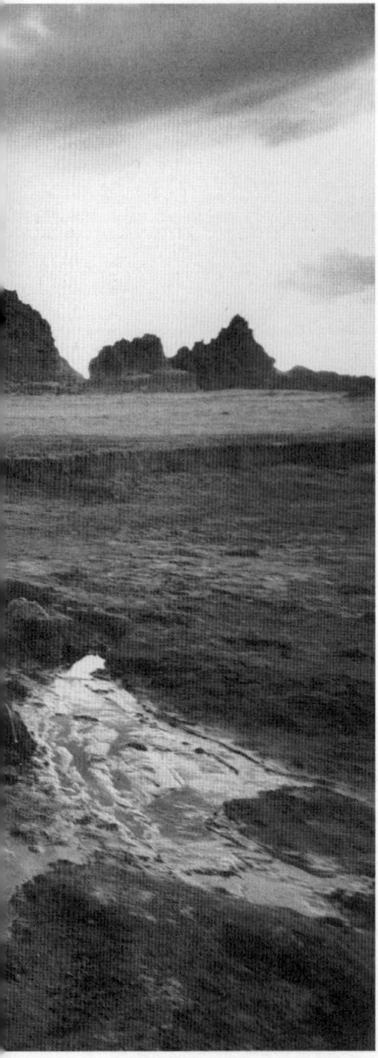

這個泡澡地方是在熱泉湧出處自己動手打造出來的。柔軟的泥土很容易塑形，而遠處露出地表的火山岩則成了極具魅力的背景。

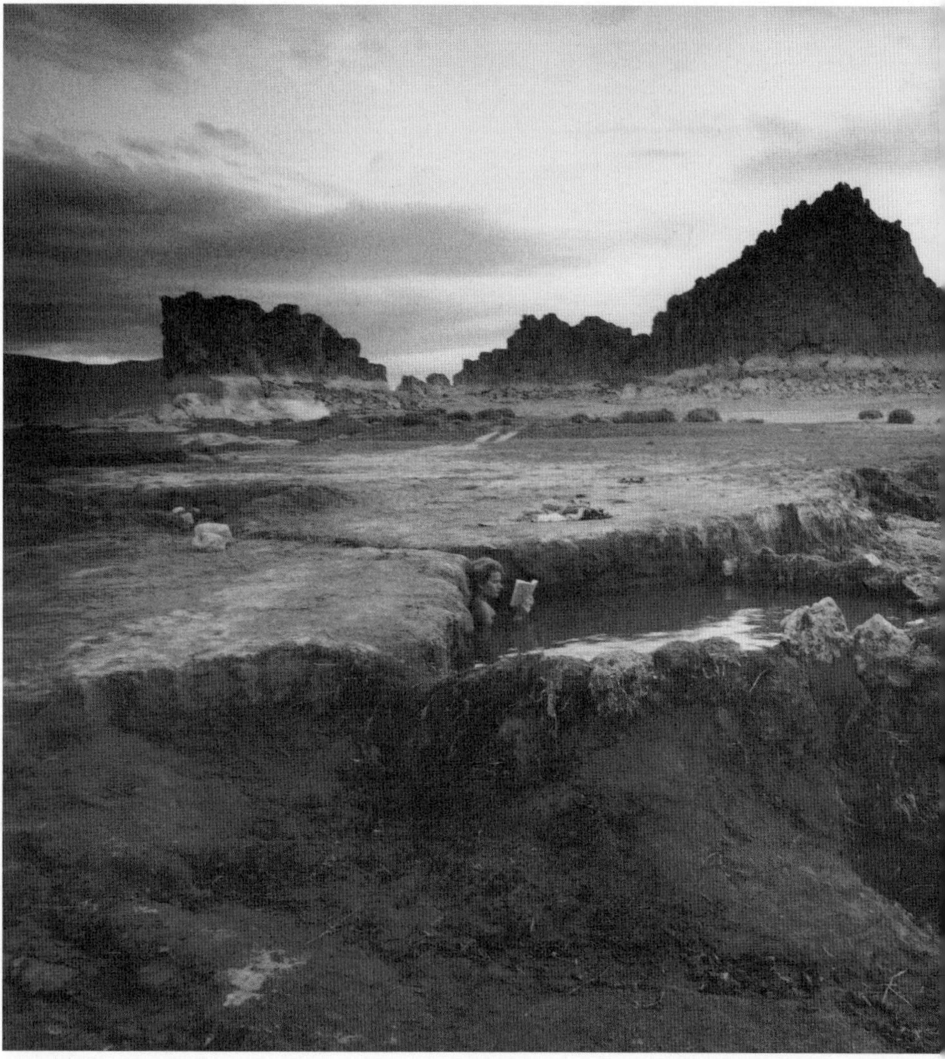

設於日本溫泉的日式沖打浴場（utaseyu），下沖流水的重量與力道提供了強勁的按摩功效。

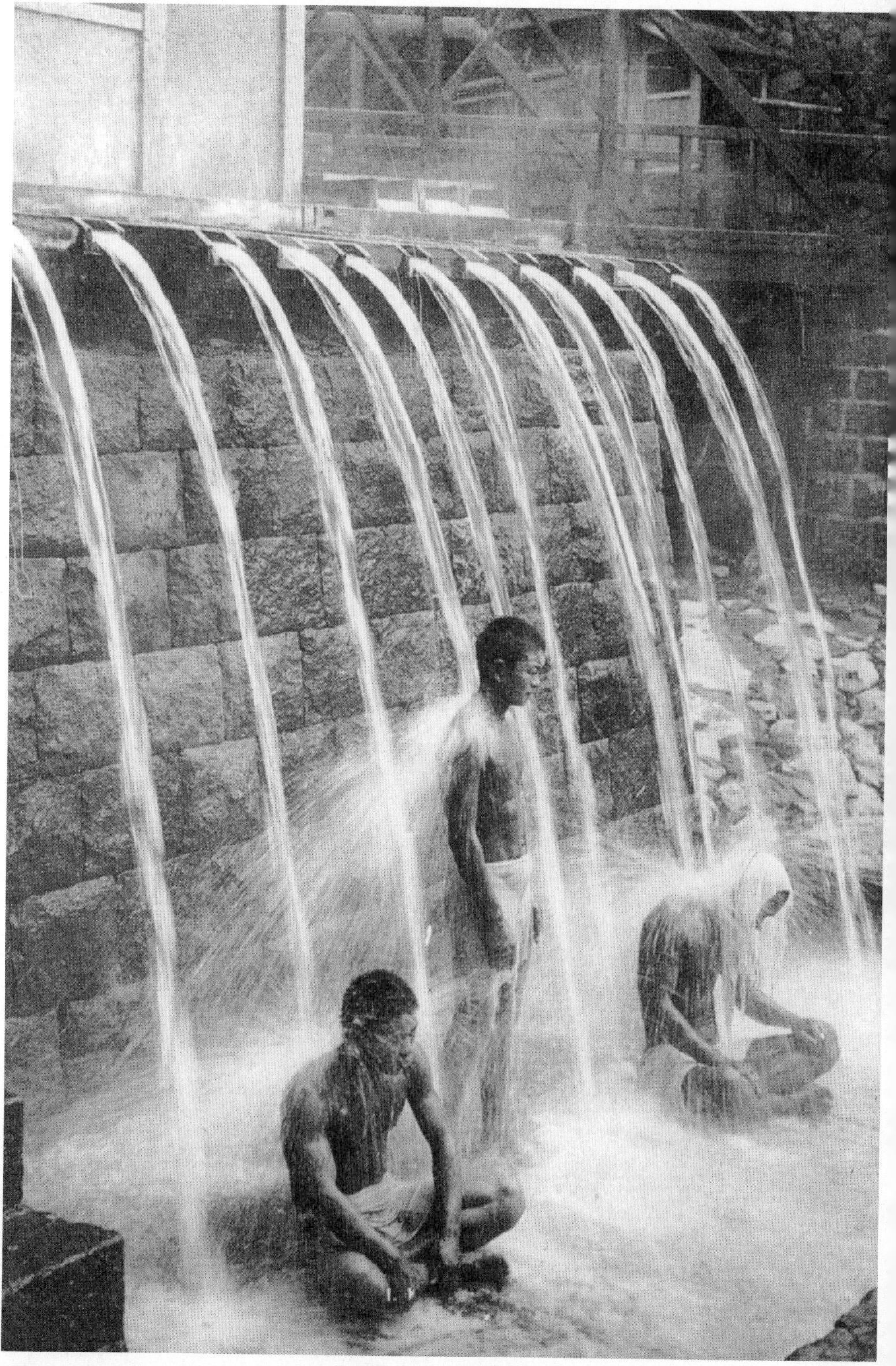

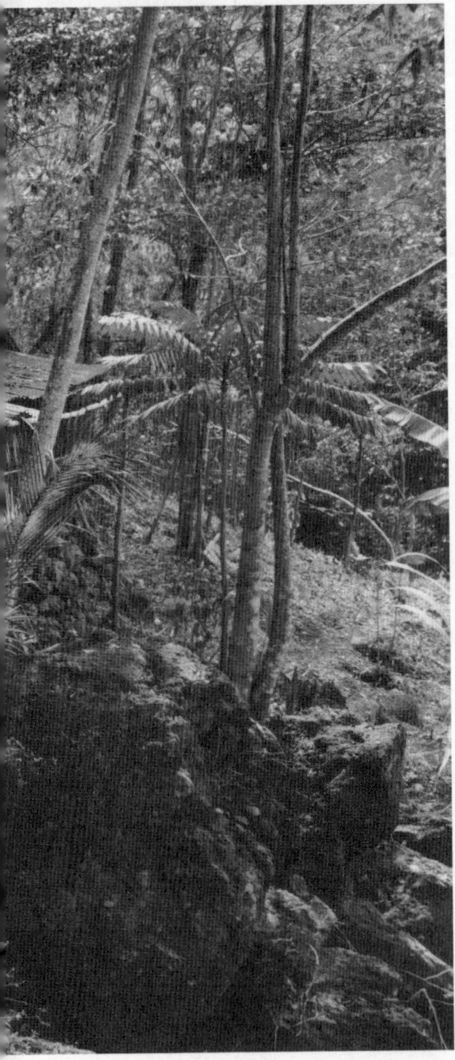

這是由一個五十五加侖的圓筒、接連的軟管和木板支架平台所組成的叢林淋浴間。這個簡陋浴室的創作者，曾在城裡的雕塑工作室組裝了一間「熱帶雨林淋浴間」。在那個室內版本，他使用了大圓石、樹輪、鵝卵石、橫木平台，以及多種不同種類的大小型植物。每當有人淋浴時，架高的蓮蓬頭會在整個區域灑下如雨水般的流水。整個空間宛如活生生的大型有機體，不斷地歷經令人著迷的蛻變。

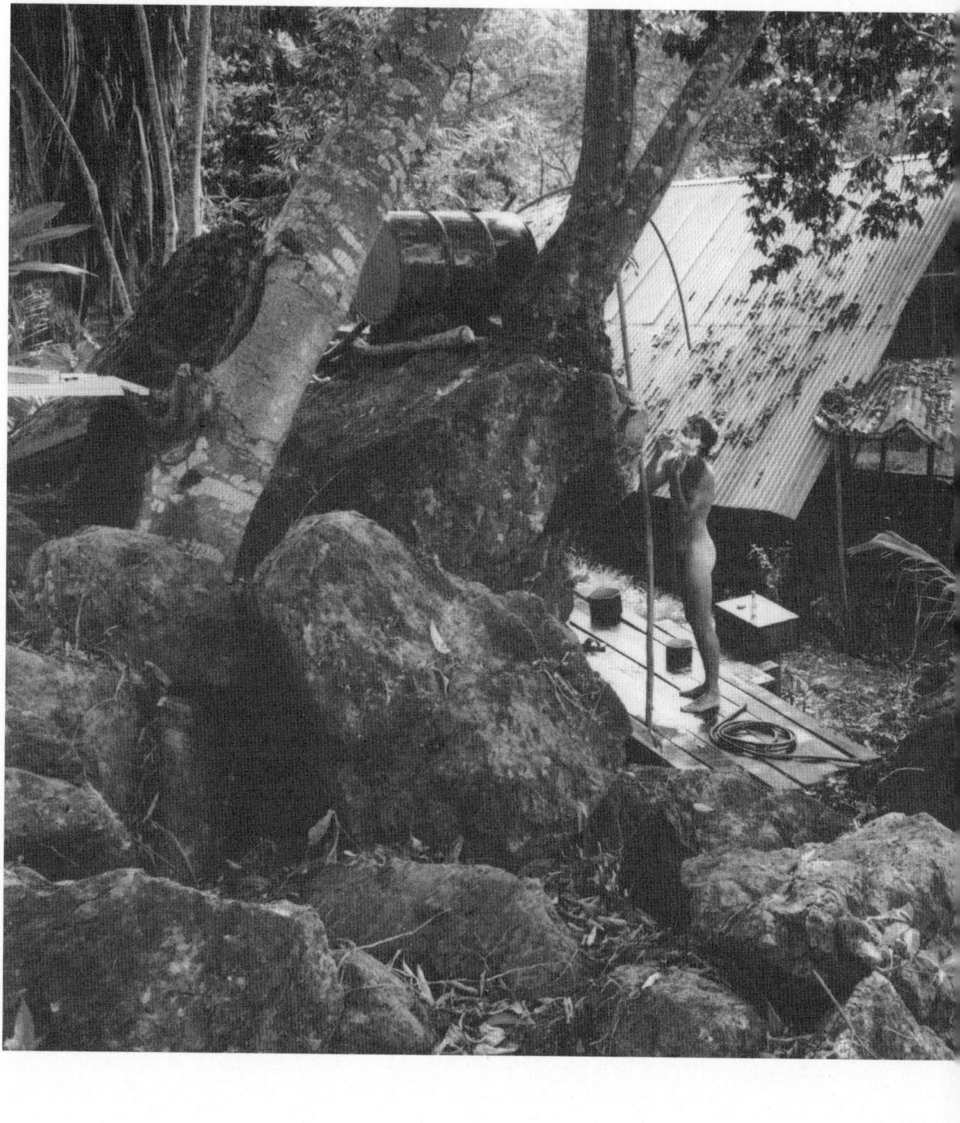

註釋 Notes

1. 保羅・戈德伯格（Paul Goldberger）所寫的文章爲〈他們稱之爲家的傑作〉（The Masterpieces They Call Home），刊於《紐約時報雜誌》，一九九五年三月十二日。

2. 或許可以從下面的敘述推論出一種可能的結果：筆者在撰寫本書時，親自到東京拜訪和體驗一家高級——意味是私人且相當昂貴——的健康沐浴會館設施，是由諾曼・佛斯特（Norman Foster）一手設計完成（藏身於一棟一九九一年竣工的大樓裡，大樓也是佛斯特的設計作品）。當時，佛斯特正是一位最受到高度吹捧的國際級建築師。乍看之下，連同設施裡擺放的照片在內，一切事物都顯得耀眼奪目：極致純然、極致的黑、宛如雕塑的極度極簡設計，交融於天光與映像之中。然而，這些圖像般的特質在泡澡時都變得無關緊要；實際上是更加糟糕，反而時時提醒人們，這些全是金錢的揮霍。每一個爲了視覺效果而做的元素和裝置，使用時都缺乏了正面的感官關聯性。換句話說，浴室看起來很棒，體驗起來卻糟透了：視覺徹底戰勝了身體感受，抽象概念壓過了實體結構。舉例如下：

◆爲了創造出水面如鏡的美感，寬廣的澡池壁突都沒入水裡約十五公分，形成銳利、突出、無形的邊緣，讓人老是不小心就會撞上。

◆潮濕時，行走的路面相當滑溜，你必須無時無刻都穿著防滑鞋，以免跌傷。

◆濕熱的氣體從地板一公尺高的地方送入蒸浴室，你的下半身因而冷嗖嗖的，身軀卻烤得嘶嘶作響。

◆許多沐浴區域都裝設了方便進出的高科技自動滑門，操作起來卻是令人惱怒地緩慢和繁瑣，讓人禁不住想踹它一腳……

恐怖的設計物件不勝煩舉。如果只給個總評，那可能就是這座浴室所反映出來的初始計劃性構想：建築老手＋科技＋充裕的資金＝雕像般的建築＝美好的浴室，其實是誤入了歧途。

另一方面，值得注意的是，在打造浴室方面，法蘭克．蓋瑞擁有一些諾曼．佛斯特所沒有的固有優點。溫暖和「滿懷情感」是蓋瑞的典型表現手法（而打造一間美好浴室，兩者都不可缺少）；佛斯特設計的建物卻是冷靜到近乎冷酷。蓋瑞居住在洛杉磯，當地有新浴室建造文化；佛斯特居住的倫敦則沒有。再者，蓋瑞大概只算是半個建築師，加上半個藝術家；反之，佛斯特毋庸置疑是現今建築師教材的典型代表。

3.筆者當然承認，絕對有傑出的設計師有意願、也有能力去超越其學科訓練的內在侷限。然而，筆者卻很少遇到耕耘於沐浴環境領域的人士。

4.設計師的確擅於打造所謂的豪華浴室，傳達出崇高社會或經濟地位的感覺。這些豪華浴室包括了一些特徵：（1）額外舒適和貼心的設施；（2）高層次的技術表現可見於其所屬設備、配件和外觀；（3）運用了罕見的、不尋常的和（或）昂貴的材料與處理流程；

以及（4）通常沉溺於財大氣粗的放縱，意指要將人類正常的脆弱和軟弱予以隔離（例如：恐懼、失敗和死亡）。

5.「未經設計」（undesign）這個措辭在本書中同時有兩種意義。其一是強調否定的英文字首「un」，意味著「設計的逆轉」、「從設計中解放出來」、或「矯正設計所造成的問題」。其二則是積極暗示沒有受到工業設計文明的影響，也就是回歸至基礎元素和令人產生共鳴的原始。這裡使用的「上等（美好）浴室」（superior bath）一詞，也等同於「未經設計的浴室」（undesigned bath）。

6.跟西式浴缸相比，日式浴缸較深，表面積較小，照片中這只浴缸是塑膠製的。相較於鋪張的好萊塢電影類型的浴缸，照片中的浴缸似乎太過寒酸，甚至有些小家子氣。但是實則不然，浴缸的壓迫效果可以催生出如被包覆在子宮裡般的愉悅感受。

7.現存最爲繁複的潔淨／淨化方式，其中一種是來自於祆教。祆教教義認爲宇宙二分爲善與惡，善是眞理、秩序、虔誠、正直、天堂和無窮，惡則爲混亂、苦惱、邪惡、黑暗和有限，兩者在宇宙之中相互激烈鬥爭。根據祆教的說法，人之所以存在，是因爲我們同意在這場戰役中與善的一方一同搏鬥。信仰祆教的主要責任之一，就是要常保身體和心靈（兩者在祆教教義並沒有分別）的儀式性潔淨／淨化。其中最爲辛苦的潔淨／淨化儀式，歷時九天九夜，並使用水、煙、沙以及聖牛的尿（獻祭動物的產物）來做爲潔淨／淨化的媒介。

8.在「節省」和「浪費」的大眾語言之中，準備一次非凡的沐浴可能要「耗費」相當多的時間。煙燻蒸氣浴室有著簡單的原木結構，光線能從木頭之間的裂縫穿透，直到一九二〇年代之前，仍在美國的芬蘭移民家庭之中盛行。其使用露天坑洞起火——不用火爐子、也沒有煙囪——並且要燒上四到六小時的時間，才能在石塊與燻黑的牆壁之中儲存足夠用來洗蒸氣浴的熱能。根據一篇出刊的報告，如此所產生傳散的熱氣，是「柔軟」、「芳醇」、「親柔」並且「馨香」。反之，流行的當代蒸氣浴室是附加電熱器的預先組裝的木頭箱子，只要花一小時、甚至是更短的時間，就可以達到洗蒸氣浴的溫度，但是這樣的蒸氣浴勢必是不太過癮的。

9. 在公共沐浴的情境中，很有可能所有人都不了解這空間中的規範，因此造成社會階層的暫時性崩壞，讓人實際體驗到相當愉悅的感受。然而，當禮貌、端莊、隱私和禮節的概念是以衝突的方式來個別傳達，困惑與不安很快就會取代愉悅的感受。在土耳其、日本、芬蘭和美國原住民的沐浴文化裡，都有導引守則定義著公共沐浴情境的適當行爲。例如，芬蘭蒸氣浴的規範是由父親傳授給兒子，關於蒸氣浴的適當氛圍（入內安靜；就你所能維持蒸氣浴的純淨與神聖）、蒸氣浴的基本目的（身體與靈魂的淨化），以此類推。

10. 這裡所討論的浴室，座落於美國加州洛斯帕德里斯國家森林的塔沙加拉禪山中心（Tassajara Zen Mountain Center in the Los Padres National Forest）。（請見第六十四頁至六十七頁，照片中迷人的舊蒸氣浴室，現已棄置不用。）禪寺和道場於夏季月份開放，需提早預訂，可作爲休閒度假勝地，供賓客付費使用。

11. 即使是有組織的宗教也從未成功阻止異教徒在有自然泉水的地方進行崇拜萬靈的儀式。因此，基督教的聖壇或教堂就常常蓋在那些地方，如同盧爾德（Lourdes）的景況，如此一來，萬物有靈的脈動就可能經由正式的教會媒介來傳達。

12. 根據此領域的主流思維，所謂「不負責任」的設計，就是過分注重事物的美學面向，反而損傷了實際功用。

13. 建築從業人員有時會抱怨建築物的壓迫感。在其著作《環顧四週》（*Looking Around*）裡，收錄了一篇名爲〈畢竟，上帝不在細節裡〉（God Isn't in the Details, After All）的文章，建築師威爾托·黎辛斯基（Witold Rybczynski）談到：「每次走進密斯·凡德羅（Mies van der Rohe）的建築物，我都會有種壓迫感，感覺像是闖進了一個無瑕、明確和絕對的世界，那是屬於完人的完美世界……至少在某種意義上，所有的當代建築師都承襲了密斯風格，都認同其以完美爲主要先決條件的看法。不管是現代主義者、後現代主義者或是結構主義者，他們的建築物都呈現出相同的渴望與傾向，想以美學操控建築物的每一個面向，利用深烙個人風格的設計來取代傳統細節。」

14. 在保羅·戈德伯格的文章〈他們稱之爲家的傑作〉的引述之後的一段闡述中，指涉的是一位相當具有侵略性的建築師。

15. 蒸汗篷屋縱然有著其貌不揚的實體結構，實是縝密的萬物有靈宇宙觀的具體展現。篷屋本身一旦覆蓋完成，即被認爲是富有生命和力量的存在。屋內的所有元素——水、石頭、木架、覆蓋的獸皮——皆呈現出超自然的面向。比方說，人們會對炙熱的石頭傾訴，並且把它當成是祖先耆老般地對待敬重。甚至是屋內對等於東西南北、上下和中央等方向的位置，都有著特定的意義和力量。在阿拉帕霍（Arapaho）（平原）的印第安人發汗篷屋裡，西方意喻太陽下山的地方、深刻內省、死亡和祖先的居住地；北方則代表雪、冬眠、智慧的方法、心靈及其療癒、內心與外在的整合；以此類推。

16. 土耳其澡堂和古羅馬澡堂之間有兩個值得一提的區別：（1）羅馬澡堂的設計原型會設置運動場（palaestra），有個緊鄰澡堂的封閉或開放的大院子來讓人運動健身；土耳其澡堂就沒有這項設施。學者菲葛瑞．葉戈爾（Fikret Yegül）是位精通古典澡堂／沐浴的學者，其出色的著作《古代遺跡中的澡堂與沐浴方式》（*Baths and Bathing in Classical Antiquity*），由劍橋的麻省理工學院出版社（MIT Press）於一九九二年出版，書中談到沐浴結合運動的概念對於當代土耳其澡堂的老主顧來說，似乎是荒謬可笑的。（2）羅馬人會每天沐浴，至於土耳其澡堂，人們一般都是一、兩個星期才光顧一次。

17. 炕式供暖裝置是古羅馬人所發展出來的一種傳散熱氣的系統，之後則被運用在土耳其澡堂。熱氣是先經由在最底部的地下室燃燒木頭或煤塊而產生，再透過中空的底層地板和牆磚循環流通。通常會以大理石板來覆蓋空心磚，如此一來，熱氣就會和緩地從地板和牆壁表層均勻散發至沐浴區。充滿熱氣的房間溫度只要比沐浴者的中心體溫高上幾度，他們很快就會發汗。

18. 如今，大部分土耳其澡堂的夜晚照明，都是靠著從天花板垂下、在電線尾端不停晃動的一、兩顆裸露的白熱燈泡。如果這樣似乎讓人產生了美學上的疑問，那在高檔裝修的場所慣用的惡劣鹵素燈光照明，就更值得讓人商榷了。如水一般，光線也是強而有力的象徵和隱喻（「啓蒙」、「靈光」、「悟道」等等），最好要謹慎使用。

19. 土耳其澡堂的另一個感官元素是紡織品。沐浴者穿著土耳其大浴巾（pestemal），那是一種輕棉質、未車邊的粗織品，可以像裙子一樣裹繫在腰部，浸水時則會服貼在身體上。當你在沐浴時，或是有沐浴侍者在幫你抹肥皀、刷洗和（或）按摩的當下，你需要移除浴巾，並且策略性地遮掩生殖部位和臀部。

20. 這座蒸浴室現在已經沒有人使用了，因爲水災沖壞了部分建築，最近才在比較高的地方蓋了一座新的。承包商爲了在新浴室裡複製舊浴室的粗糙混凝土抹面，就先在混凝土澆注模版內側塗滿玉米糖漿，之後在正在凝固的混凝土上噴些許的水，沖掉較細的顆粒。雖然不太有崩壞舊牆的味道，但格調還不錯。（只要時常曝曬在高溫與濕氣所滋生的礦物質之中，時間一久，新的牆面就會損壞生苔，卻也變得更加迷人。）新浴室在長度上也縮短至一點八七五公尺。沒錯，依照傳統的設計標準，舊浴室有相當多的「閒置空間」；然而，從未經設計的設計觀點，它保留了許多「心智奔馳的空間」。舊浴室有三排橫直的板凳；新浴室則有兩排板凳排列成「L」型。再者，新浴室的設計強調實用性——讓更小的空間容納更多的人——而不是舊結構的感性懶散和輕鬆閒混。（舊浴室的三排板凳也讓人有更多烘烤的選擇：越高的一排越熱。）從另一方面來看，新蓋的浴室外面有兩項出色的特點：（1）二十塊不規則的墊腳石，數目剛好，讓人不禁想一路走到沁涼的河流，而且（2）有一大張木桌／板凳能容納一人或兩人躺臥其上，讓人可以在泡完澡後欣賞醉人的夜空。

21. 見註釋17。

22. 無論是否與泡澡有關，每一種環境都有以下特性：真實性（客觀地／實體地「在那裡」；非象徵的與非隱喻的）、象徵性（充滿寓意—象徵的與隱喻的；承載著語意上

／智識上／概念上的內容）和虛擬性（完全主觀；獨立於「眞實」時空之外；看得見但並非「眞的」在那裡）。

弔詭的是，本書所擁護的未經設計的浴室也可能屬於「豪華享受」的一般範疇，因爲它們的建造與維護需要花費極多的時間和心力。

23. 大自然在此的運作方式是慢工出細活，放手讓可得的礦物質盡其所能地發揮，沒有錦上添花的自我意圖，在外在腹地和內部空間的藩籬間築起緊密的形態關係。在打造所謂的地方性浴室時，人類有時會仿效大自然，依樣畫葫蘆。工業時代以前的傳統浴室，像是美國原住民的蒸汗蓬屋和土耳其澡堂，就是以人類設計的「自然」格局爲基礎，那是透過長期使用、意外發現、與緩慢覺知去琢磨所進化而成的演算法。在今日這個人類自我意識發展的晚近時期，即便理論上認爲，要徹底融入其他文化是可能的，但僅僅以覆蓋或是複製不是自身文化傳統的固有常規來打造地方性浴室，如此創造出來的上等浴室也實在少見。

圖片說明 Photo Credits

書中無另外說明之圖片皆由本書作者拍攝。

002-003 日本，約於一九二〇年。攝影師不詳。
010 日本，約於一九二〇年。攝影師不詳。
015-019 日本和歌山縣，約於一九七〇年。照片由唐娜・李維（Dana Levy）拍攝。
027-031 日本北海道，一九八四年。照片由廣川泰士（Taishi Hirokawa）拍攝。
033 日本長野縣，一九九四年。
035 土耳其馬納夫加特（Manavgat），一九九五年。
037 美國加州加維奧塔（Gaviota），約於一九七四年。
039 美國加州托潘加峽谷（Topanga Canyon），約於一九七四年。浴室和照片皆爲羅賓・布萊克（Rabyn Blake）所建造與拍攝。
049 美國加州波利納斯（Bolinas），一九九五年。
050-051 美國亞歷桑納州，一九一四年。照片由高達（P. E. Goddard）拍攝，感謝美國自然歷史博物館的圖書館服務部門（Department of Library Services, American Museum of Natural History）授權使用。
053-055 土耳其錫樂（Sille），一九九五年。
057-063 土耳其伊斯坦堡，一九九五年。
064-067 美國加州洛斯帕德里斯國家森林，約於一九七五年。
069 土耳其伊斯坦堡，一九九五年。
071 土耳其貝伊謝希爾（Beysehir），一九九五年。
072-077 土耳其切基爾蓋（Cekirge），一九九五年。
084-085 美國加州布倫特伍德（Brentwood），一九七五年。
087-089 土耳其帕木克堡（Pammukule，又名棉堡），一九九五年。
090-091 墨西哥下加利福尼亞州（Baja California），約於一九七四年。
093 美國加州洛斯帕德里斯國家森林，一九九五年。
094-097 美國內華達州派尤特印第安保留區（Paiute Reservation），一九七七年。
099 日本，約於一九二〇年。攝影師不詳。照片來自中島松來（Matsuki Nakajima）的攝影收藏。
100-101 哥斯大黎加，約於一九七五年。浴室和照片皆由吉姆・剛哲（Jim Ganzer）所建造與拍攝。

體驗泡澡：在熱水中泡出設計
UNDESIGNING THE BATH

作　　者	李歐納・科仁 Leonard Koren
總 編 輯	周易正
責任編輯	陳敬淳
翻　　譯	周佳欣
美術設計	李君慈
排　　版	黃鈺茹
印　　刷	崎威彩藝
行銷業務	鄭湘榆、林佩儀
版　　次	二〇二二年九月　一版二刷
定　　價	二五〇元
I S B N	978-986-88236-5-5
出 版 者	行人文化實驗室（行人股份有限公司）
發 行 人	廖美立
地　　址	10047 台北市中正區南昌路一段49號2F
電　　話	+886-2-3765-2655
傳　　眞	+886-2-3765-2660
網　　址	http://flaneur.tw
總 經 銷	大和書報圖書股份有限公司
電　　話	+886-2-8990-2588

國家圖書館出版品預行編目（CIP）資料

體驗泡澡：在熱水中泡出設計
/ 李歐納 . 科仁 (Leonard Koren) 作；周佳欣翻譯 .
一初版 . 一臺北市；行人文化實驗室 , 2015. 02
120 面；14.8×21cm
譯自：Undesigning the bath
ISBN 978-986-88236-5-5(平裝)
1. 沐浴法 2. 浴室
411.13 104000236